reinhardt

WEGE DER PSYCHOTHERAPIE

Thomas Bolm

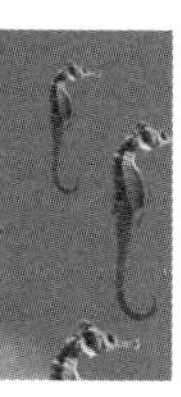

Mentalisierungsbasierte Therapie

2., aktualisierte Auflage

Mit 8 Abbildungen und 5 Tabellen

Ernst Reinhardt Verlag München

Dr. med. Thomas Bolm ist Facharzt für Psychotherapeutische Medizin, für Psychiatrie und Psychotherapie sowie für Gruppenpsychotherapie. Er ist Chefarzt von MentaCare, Zentrum für psychische Gesundheit Stuttgart, sowie Gruppenlehranalytiker der D3G und AGG. Er wurde durch Anthony Bateman und Peter Fonagy in London in MBT ausgebildet und leitete ab 2004 die Ersteinführung im deutschsprachigen Raum.

Bibliografische Information der Deutschen Nationalbibliothek

Die Deutsche Nationalbibliothek verzeichnet diese Publikation in der Deutschen Nationalbibliografie; detaillierte bibliografische Daten sind im Internet über <http://dnb.d-nb.de> abrufbar.

ISBN 978-3-497-03041-5 (Print)
ISBN 978-3-497-61450-9 (PDF-E-Book)
ISBN 978-3-497-61451-6 (EPUB)

Printed in EU
Reihenkonzeption Umschlag: Oliver Linke, Hohenschäftlarn
Covermotiv: © nastazia – Fotolia.com
Satz: JÖRG KALIES – Satz, Layout, Grafik & Druck, Unterumbach

Ernst Reinhardt Verlag, Kemnatenstr. 46, D-80639 München
Net: www.reinhardt-verlag.de E-Mail: info@reinhardt-verlag.de

Inhalt

Vorwort zur 2. Auflage

Die vielen positiven und dankbaren Rückmeldungen von Kolleginnen und Kollegen verschiedenster Berufsgruppen aus Deutschland, Österreich und der Schweiz freuen mich außerordentlich. Sie motivieren mich, auch mit der zweiten Auflage vor allem ein Buch für die praktische Arbeit in Kliniken, Tageskliniken, Ambulanzen und Praxen zu schreiben. Erweitert habe ich das Buch um die neuen Entwicklungen der letzten Jahre, in denen das Mentalisierungskonzept und die Mentalisierungsbasierte Therapie sich weiter verbreiten konnten und inzwischen die zweite Generation deutschsprachiger MBT-Protagonisten sehr erfolgreich an den Start gegangen ist.

Stuttgart, Dezember 2020 Dr. med. Thomas Bolm

Vorwort und Danksagung

Dieses Buch ist entstanden aus der Notwendigkeit, Interessierten ein ausgesprochenes MBT-Praxisbuch zur Verfügung zu stellen, da mein erstes kurzgefasstes Büchlein aus dem Jahr 2009 vergriffen ist und dadurch eine „Versorgungslücke“ entstand. Vom Umfang und Stil her soll es eine anregende und hilfreiche Begleitung durch die klinische Realität darstellen.

Den Inhalt verdanke ich in erster Linie meinen Patientinnen und Patienten, die mich dazu gebracht haben, immer wieder nach Wegen zur Verbesserung der Versorgung zu suchen. Fast genauso wichtig sind die Teilnehmer der zahlreichen Kurse, Workshops und Besucher von Vorträgen, die mich mit ihren neugierigen und manchmal kritischen Rückmeldungen zur Weiterentwicklung der Darstellung brachten. Anthony Bateman und Peter Fonagy haben mich ermutigt, mich auf dem MBT-Feld stets mit der Weiterentwicklung des Bestehenden zu befassen. Den Kolleginnen und Kollegen der von mir geleiteten Einrichtungen verdanke ich, dass dieser Weg voller Entdeckerfreude war und weiterhin ist.

Meiner Familie und meinen Freunden danke ich für die ganz anderen, nahen Erfahrungen mit Mentalisieren und Entwicklungspsychologie. Sie stellten ein gutes Gegengewicht zur Klinik und zum Schreiben dar. Ich bedanke mich bei ihnen aber auch für die Geduld mit mir, wenn ich wieder einmal vor dem Computer die Nacht zum Tag gemacht hatte und nicht besonders gut mentalisieren konnte.

Und schließlich danke ich den Mitarbeiterinnen des Reinhardt-Verlags für die trotz aller Herausforderungen stets freundliche und geduldige Unterstützung bei der Erstellung dieses Buchs.

Dr. Thomas Bolm

1 Einführung

Die Mentalisierungsbasierte Therapie (MBT) ist eine manualisierte psychodynamische Psychotherapiemethode, die sich auf die Förderung bzw. den Wiedergewinn der Mentalisierungsfähigkeit ausrichtet. MBT baut auf dem Mentalisierungskonzept auf, einem modernen Ansatz zum Verständnis von schweren und komplexen Krankheitsbildern. Wenn das Mentalisieren in den Mittelpunkt der Arbeit rückt, können dadurch sehr gute und nachhaltige Therapieerfolge erreicht werden.

Mentalisieren ist die manchmal explizite, meist aber implizite imaginative Fähigkeit, sich selbst und andere in Hinblick auf innere psychische Zustände und Prozesse zu verstehen. Dazu gehört, sich eine differenzierte innere Vorstellung von der Psyche und ihren Wechselwirkungen mit den anderen Erlebens- und Verhaltensbereichen machen zu können, bei sich selbst und bei anderen. Dabei spielt die innere Vorstellung eine zentrale Rolle, dass Menschen nicht nur von außen sondern auch von ihrer eigenen, unverwechselbaren Psyche beeinflusst werden.

Auf diese Weise vereint Mentalisieren in einem bedeutungsvollen Erleben Faktisches, soziale und innerpsychische Prozessen, Kognition, Emotion und Körperlichkeit sowie Individualität und Bindung.

Mentalisieren ermöglicht einen spielerischen Umgang mit der eigenen Realitätswahrnehmung, Perspektivenwechsel, das Erfassen differenzierter Bedeutungen, vorausschauendes und moduliertes Handeln auch unter Stress sowie eine gute Menschenkenntnis.

Die MBT kann bei allen Zuständen oder Erkrankungen helfen, bei denen durch starke innere Beteiligung oder Anspannung steuernde, modulierende und identitätsbildende Ich-Funktionen deutlich beeinträchtigt sind. Dies gilt besonders bei Anspannung, die durch Aktivierung des Bindungssystems hervorgerufen wird.

Charakteristisch für die mentalisierungsbasierte Vorgehensweise sind eine aktiv-neugierige und nichtwissende Haltung und kleinschrittiges, interaktionell und prozessorientiertes Vorgehen.

Bei Borderline- und komplexen, komorbiden Persönlichkeits- und Traumafolgestörungen bewirkt MBT in verschiedenen Settings sehr gute und nachhaltige Verbesserungen. Dies gilt für Symptomreduktion, Lebensqualität und Kosteneffektivität. Diese Behandlungserfolge bestehen auch im Vergleich mit anderen strukturierten und manualisierten Methoden, sodass mittlerweile MBT-Adaptationen für verschiedene andere Krankheitsbilder entwickelt wurden.

Die wichtigsten Erkrankungsbilder im Erwachsenen- und Adoleszentenbereich, bei denen MBT heutzutage angewendet wird, sind:

- Persönlichkeitsstörungen, darunter in erster Linie Borderline-Persönlichkeitsstörungen,
- komplexe Traumafolgestörungen und
- komplexe Ausprägungen anderer Störungen in Kombination mit Persönlichkeitsproblemen, wie z. B. Angst, Depression, Schmerz, Essstörungen, Sucht und Dissozialität (*siehe Kap. 6*).

Zusätzlich hat MBT seinen Platz bei anderen komplexen und meist präventiven Aufgaben im Gesundheitssystem gefunden, so z. B. in der Gewaltprävention an Schulen, in der Verbesserung gestörter Eltern-Kind-Interaktionen und der Förderung von Einfühlung von Eltern in ihre Babys (*siehe Kap. 6*).

Komplexe Störungen sind vielschichtige Erkrankungen, die aus mehreren Symptombereichen und Persönlichkeitsanteilen bestehen. Es treten starke Wechselwirkungen zwischen Konflikt- und Strukturpathologie auf, Probleme zeigen sich von ihrer innerpsychischen Seite und als interaktionelle Probleme, die im Sozialen in Erscheinung treten (Streeck/Bolm 2014).

Weil die Leser einen recht unterschiedlichen Erfahrungshintergrund im Umgang mit solchen komplexen Störungen mitbringen, gibt dieses Kapitel einen Überblick über einige Basisfakten zu Persönlichkeitsstörungen, vor allem zu Borderline-Störungen. Schließlich wurden das Mentalisierungskonzept und die MBT primär an und für Patienten mit diesem Krankheitsbild entwickelt.

„Schwierige Patienten" wurden im Gesundheitsbetrieb lange, zu oft und vorschnell mit der Diagnose einer Persönlichkeitsstörung, insbesondere einer Borderline-Störung belegt und als therapieresistente Psychopathen gemieden. Erst mit zunehmendem Interesse und der Entwicklung neuer Behandlungsperspektiven interessierten sich Psychiater, Psychotherapeuten und Psychotherapieforscher für die häufigen emotionalen Probleme dieser Patienten, ihre interaktionellen Verwicklungen, wie z. B. Schwierigkeiten mit dem Eingehen von Bindungen, der ständigen Angst vor Trennung oder häufigen Idealisierungen und Entwertungen. Wenn sich zwischen Patienten und ihren Therapeuten die Beziehungen ebenso gestalten, entstehen manchmal schwer zu ertragende Gegenübertragungen. Diese sind einerseits mühsam zu handhaben, andererseits aber auch sehr wertvoll, um einen personenbezogenen, individuell angepassten Therapieplan zu erstellen und – professionell genutzt – Fallstricke der Interaktion zu vermeiden. Jedoch geben sie über erste Hinweise auf möglicherweise borderlinetypische Verhaltens- und Interaktionsmuster hinaus keine diagnostische Sicherheit.

Die beiden dramatischsten Phänomene von Borderline-Störungen sollen an dieser Stelle hervorgehoben werden:

- **Selbstverletzendes Verhalten** (Schneiden, Ritzen, Schlagen, Brennen, Verätzen u. a.) ist bei ca. 85 % der Borderline-Patienten zu finden. Etwa 80 % der Betroffenen verletzen sich selbst, um dissoziative und Anspannungszustände zu lindern. Man kann also häufig einen Selbstfürsorgeaspekt beim selbstverletzenden Verhalten finden (Sachsse 1994), jedoch auch Selbstbestrafungs- und etliche andere Motive.
- **Suizidraten** bei Patienten mit Borderline-Persönlichkeitsstörung sind ähnlich hoch wie bei den anderen Persönlichkeitsstörungen des Clusters B (DSM-VI). Mit einer Häufigkeit von bis zu 10 % (Lieb et al. 2004), höher noch bei Komorbidität mit Achse-1-Störungen (ICD-10), ist Suizidalität eine stets zu berücksichtigende Gefahr.

Vollendete Suizide sind häufiger assoziiert mit impulsiven Handlungsmustern, höherem Lebensalter, Depressionen, Selbstverletzungen, antisozialer Persönlichkeitsstörung sowie einer sexuellen Missbrauchserfahrung.

Selbstverletzungen und Suizidversuche sind bei Borderline-Patienten häufig. Jedoch erscheint der Umkehrschluss bedenklich, denn nicht jede sich selbst verletzende junge Frau leidet unter einer Borderline-Störung. Je mehr derartige simplifizierende Zuschreibungen überwunden werden, umso bessere Chancen ergeben sich für eine Diagnostik, die Patienten gerecht wird und zur Psychotherapieplanung und wissenschaftlichen Auswertung geeignet ist.

1.1 Die internationalen Klassifikationssysteme

Die beiden gängigsten Klassifikationssysteme für psychische Krankheiten, die International Classification of Diseases (ICD-10) (WHO 1991) und das Diagnostical and Statistical Manual of Mental Disorders, fifth edition (DSM-5) (APA 2013) geben Orientierung und erlauben eine verbesserte Vergleichbarkeit der diagnostischen Einschätzungen. Die Kriterien unterscheiden sich zwar geringfügig, lassen sich aber seit 1990 in den folgenden vier gemeinsamen Kategorien zusammenfassen (Zanarini et al. 1990):

- Affektive Störung
- Beeinträchtigung kognitiver Fähigkeiten
- Mangelnde Impulskontrolle
- Instabilität in der Beziehungsgestaltung

1.1.1 DSM-IV: Persönlichkeitsstörungen

Im DSM-IV wurden die spezifischen Persönlichkeitsstörungen drei Clustern zugeteilt:

- Im Cluster A finden sich solche Menschen, deren Verhalten als sonderbar oder exzentrisch angesehen werden kann. Es handelt sich um paranoide, schizoide und schizotypische Persönlichkeitsstörungen.
- Cluster C umfasst vermeidend-selbstunsichere, dependente und zwanghafte Persönlichkeitsstörungen. Diese Menschen können als ängstlich und furchtsam charakterisiert werden.
- Die ursprüngliche Zielgruppe von MBT findet sich vor allem im Cluster B. Es umfasst antisoziale, Borderline-, histrionische und narzisstische Persönlichkeitsstörungen, die emotionales, dramatisches oder stark wechselhaftes Verhalten zeigen. Häufig sind bei ihnen selbst- und fremdschädigende Impulse und Verhaltensweisen, Impulsivität, starke Wut und Unfähigkeit, diese zu kontrollieren, starke Kränkbarkeit und Schamgefühle im Vordergrund. In ihren Beziehungen fallen häufig die Tendenz zu Idealisierung und Entwertung sowie Probleme mit der Nähe-Distanz-Regulation auf. Hintergrund sind ein dominierender Konflikt zwischen Bindungsbedürfnis und Individuation sowie starke Probleme mit der Selbstwertregulation und Impulskontrolle.

Einschränkend muss gesagt werden, dass „lupenreine" Cluster-B-Störungen in der Praxis umso weniger gesehen werden, je aufwändiger die Diagnostik und die nötige Therapie sind. Gerade stationäre Patienten zeigen häufig komplexe Mischbilder, bei denen Merkmale verschiedener Cluster im Mittelpunkt stehen (Leichsenring et al. 2011).

Aus der Anwendungsbeobachtung gerade von MBT zeigt sich jedoch, dass diese für Borderline-Patienten entwickelte Methode nicht nur für BPS sondern auch und gerade für gemischte und komplexe Persönlichkeitsstörungen geeignet ist (Bolm et al. 2007a, Bolm et al. 2007b). Insofern hat die differenzierte Diagnostik bei 3- oder 4-fach-Persönlichkeitsstörungsdiagnosen doch einen Nutzen für die methodische und natürlich auch für die individuelle Kontakt- und Therapiegestaltung.

1.1.2 DSM-5: Borderline-Persönlichkeitsstörung

Inwieweit die Weiterentwicklung der amerikanischen diagnostischen Kriterien der Unschärfe bei den bisherigen Mehrfachdiagnosen Abhilfe schaffen wird, bleibt abzuwarten. DSM-5 (APA 2013) führt etliche Veränderungen ein, die gut zum Arbeiten mit dem Mentalisierungskonzept passen. Persönlichkeitsstörungen sind im DSM-5 gekennzeichnet durch:

A Eine signifikante Beeinträchtigungen von Selbst und Beziehungsfähigkeit
B Mindestens eine pathologische Merkmalsdomäne oder -facette
C Die Beeinträchtigungen des Funktionsniveaus und individuellen Merkmalsausdrucks sind relativ stabil über die Zeit und konsistent über verschiedene Situationen.
D Die Beeinträchtigungen des Funktionsniveaus und individuellen Merkmalsausdrucks können nicht besser als normgerecht für Entwicklungsstand oder kulturelle Umgebung aufgefasst werden.
E Die Beeinträchtigungen des Funktionsniveaus und individuellen Merkmalsausdrucks können nicht alleine auf die direkte Einwirkung von Substanzen oder eines medizinischen Faktors aufgefasst werden.

Um eine Borderline-Persönlichkeitsstörung nach DSM-5 zu diagnostizieren, müssen folgende Kriterien erfüllt sein:

A Signifikante Beeinträchtigungen in der Funktionsfähigkeit der Persönlichkeit:
  1. Beeinträchtigungen in der Funktionsfähigkeit der Persönlichkeit (a oder b):
     a) Identität: merklich verkümmertes, gering entwickeltes oder instabiles Selbstbild, oftmals in Verbindung mit heftiger Selbstkritik; dauerhaftes Gefühl von Leere; Auftreten dissoziativer Symptome in Stresssituationen
     b) Gerichtetheit des Selbst: Instabilität von Zielen, Bestreben, Werten oder Karriereplanungen

  und
  2. Beeinträchtigungen in der Funktionsfähigkeit zwischenmenschlicher Beziehungen (a oder b):
     a) Empathie: Eingeschränkte Fähigkeit, die Gefühle und Bedürfnisse anderer zu erkennen, kombiniert mit einer zwischenmenschlichen Hypersensibilität (z. B. Neigung, sich angegriffen und beleidigt zu fühlen); selektive Wahrnehmung von anderen mit Tendenz zum Negativen und zu Vulnerabilitäten
     b) Intimität: intensive, instabile und konfliktbehaftete nahe Beziehungen, gekennzeichnet durch Misstrauen, Bedürftigkeit und das angstbehaftete Fixieren auf tatsächliches oder vermutetes Verlassenwerden; nahe Beziehungen werden oft in Extremen gesehen zwischen Idealisierung und Entwertung und dem Wechsel zwischen überschwänglichem Engagement und Rückzug

B Pathologische Persönlichkeitsmerkmale in den folgenden Bereichen:
  1. Negative Affektivität, gekennzeichnet durch:
     a) Emotionale Labilität
     b) Ängstlichkeit
     c) Angst vor dem Verlassenwerden, verbunden mit der Angst vor exzessiver Abhängigkeit und vollständigem Verlust von Autonomie
     d) Depressivität
  2. Enthemmung, gekennzeichnet durch:
     a) Impulsivität, evtl. verbunden mit selbstverletzendem Verhalten als Resultat von emotionalem Stress
     b) Risikobereitschaft

3. Antagonismus, gekennzeichnet u.a. durch Feindseligkeit

C Die Beeinträchtigungen der Funktionsfähigkeit der Persönlichkeit und die individuellen pathologischen Persönlichkeitsmerkmale sind aus zeitlicher Sicht relativ stabil und relativ situationsunabhängig.

D Sie sind nicht besser erklärbar durch das normative Verhalten der Entwicklungsphase oder des soziokulturellen Umfelds.

E Sie sind nicht ausschließlich Auswirkungen von direkten physiologisch wirkenden Substanzen (z.B. Drogenmissbrauch, Medikamente) oder generellen medizinischen Konditionen (z.B. schweres Schädel-Hirn-Trauma) (APA 2013).

1.1.3 ICD-10: Emotional-instabile Persönlichkeitsstörung, Borderline-Typus

Die ICD-10-Kriterien für eine BPS unterscheiden sich etwas von der Reihenfolge und Gewichtung von denen des DSM-5:

A Die allgemeinen Kriterien für eine Persönlichkeitsstörung (F60) müssen erfüllt sein.

B Mindestens drei der oben unter F60.30 B erwähnten Kriterien müssen vorliegen und zusätzlich mindestens zwei der folgenden Eigenschaften und Verhaltensweisen:

1. Störungen und Unsicherheit bezüglich Selbstbild, Zielen und „inneren Präferenzen“ (einschließlich sexueller)
2. Neigung, sich in intensive, aber instabile Beziehungen einzulassen, oft mit der Folge von emotionalen Krisen
3. übertriebene Bemühungen, das Verlassenwerden zu vermeiden
4. wiederholt Drohungen oder Handlungen mit Selbstbeschädigung
5. anhaltendes Gefühl von Leere (WHO 1991)

1.2 Epidemiologie

Erfolgreiche Strategien für den Umgang mit Borderline-Patienten sind wichtig, nicht nur, weil das Krankheitsbild Diagnostiker und Behandler extrem fordert und viele Ressourcen bindet, sondern weil es nicht selten vorkommt. Die Punktprävalenz gibt an, wie häufig eine Erkrankung zu einem bestimmten Messzeitpunkt in der Bevölkerung vorkommt. Bei Borderline-Persönlichkeitsstörungen wird von 2 %, in manchen Studien sogar von knapp 6 % ausgegangen (Leichsenring et al. 2011, Lieb et al. 2004). Damit ist sie mindestens doppelt so hoch wie die der Schizophrenie, wobei Selbstratingverfahren noch etwas höhere Werte liefern als Fremdbeurteilungen. Anders als lange angenommen, ist das Geschlechterverhältnis auswogen (Leichsenring et al. 2011). Ca. 70 % derjenigen Betroffenen, die psychotherapeutische Behandlung suchen, sind weiblich, während der überwiegende Anteil der männlichen Borderline-Patienten eher mit der Justiz und forensischen Abteilungen in Berührung kommt.

Patienten mit BPS sind umso häufiger in der Psychiatrie anzutreffen, je aufwändiger das vorgehaltene Setting ist, nämlich zu 8–30 % im ambulanten, zu 15–20 % im stationären allgemeinpsychiatrischen und zu 60–80 % im forensischen Bereich (Bateman / Fonagy 2004).

1.3 Gesundheitsökonomie

Weil Borderline-Störungen mit vielerlei dramatischen Einschränkungen der Alltagsfähigkeit verknüpft sind und BPS-Psychotherapie meist Komplexbehandlung an Brennpunkten der Patientenversorgung ist, ist dieses Krankheitsbild mit einem enormen Kostenaufwand im Gesundheitssystem verbunden. So kosteten Borderline-Behandlungen in Deutschland jährlich ca. 3,5 Mrd. € (Bohus 2007). Hauptsächlich entstanden diese Kosten durch stationäre Behandlungen. Diese verschlangen fast ein Viertel der Kosten, die für Klinikbehandlungen sämtlicher psychischer Störungen ausgegeben wurden.

Doch die Rechnung muss noch erweitert werden, denn Krankheitsausfälle am Arbeitsplatz, Arbeitslosigkeit, staatliche Unterstützung etc. kommen hinzu. Aus den Niederlanden liegen Untersuchungen zu den Gesamtkosten von unbehandelten Persönlichkeitsstörungen vor, die zeigen, dass der finanzielle Aufwand für unbehandelte Persönlichkeitsstörungen mindestens doppelt so hoch anzusiedeln ist wie die reinen Behandlungskosten (Soeteman et al. 2008a, b).

Am Beispiel der MBT konnte gezeigt werden, dass qualifizierte Borderline-Behandlung schon direkt nach Behandlungsabschluss – im Vergleich zu sozialpsychiatrischer Basisversorgung – die Inanspruchnahme des Gesundheitswesens und die damit verbundenen Kosten drastisch senkt (Bateman / Fonagy 2003). Acht Jahre nach Beginn der MBT und mindestens fünf Jahre nach deren Ende war ein weit höherer Anteil der ehemaligen Patienten in Arbeits- oder Ausbildungsverhältnissen und die Krankheitsausfälle sowie die Inanspruchnahme des Gesundheitswesens deutlich geringer als in der Kontrollgruppe, die eine psychiatrische Standardtherapie erhielt (Bateman / Fonagy 2008).

In einem ausgefeilten Kosteneffektivitätsvergleich verschiedener Borderline-Behandlungsmethoden (Brazier et al. 2006) zeigten die MBT eindeutig gute und die Dialektisch Behaviorale Therapie (DBT) vielversprechende Ergebnisse. Beide Methoden waren im Vergleich mit anderen Verfahren die deutlichsten Kostensenker.

1.4 Empfohlene Diagnostik

Standards in der Diagnostik erleichtern es Klinikern ungeachtet ihres theoretischen Hintergrunds, ihre Patienten und Behandlungsergebnisse miteinander zu vergleichen. Zur Diagnosestellung von Persönlichkeitsstörungen, speziell von BPS, haben sich einige international gebräuchliche Instrumente bewährt.

Das Strukturierte Klinische Interview (engl. Structured Clinical Interview for DSM-IV, SCID-II) (First et al. 1997), die International Personality Disorder Examination (IPDE) (Loranger et al. 1994) und das Diagnostische Interview für Borderline-Patienten (DIB-R) (Zanarini et al. 1989) sind international verbreitet und als Ergänzung der Klassifikationskriterien sinnvoll (Bateman / Fonagy 2004, Lieb et al. 2004). Neuen Datums ist ein Persönlichkeitsinventar für DSM-V (Krüger et al. 2012).

Komorbiditäten sind häufig, so finden sich dissoziative Störungen, posttraumatische, affektive, Angst-, Zwangs-, Ess- und somatoforme Störungen, aber auch andere Persönlichkeitsstörungen (Leichsenring et al. 2011). Eine Diagnostik, die diese Komorbiditäten negiert, eignet sich nicht zur Behandlungsplanung.

Krankheitskonzepte, die auf einer reinen Symptomerfassung aufbauen, vernachlässigen die strukturelle oder Persönlichkeitsebene, die sich u.a. in relativ stabil negativen Werten für Lebenszufriedenheit und Depressivität widerspiegelt, selbst wenn die dramatischen Symptome abgeklungen sind. Deshalb sollte beim Vorliegen einer Persönlichkeitsstörung von vornherein eine angemessene Weichenstellung vorgenommen werden, um unnötige Frustrationen für Patienten und Therapeuten zu vermeiden. Schließlich geht es anfänglich und auch bei längeren Therapieverläufen wesentlich um eine Planung angemessener Schritte und das Vermitteln von Hoffnung.

Wichtig ist, die Dynamik zu berücksichtigen, die aus dem Wechselspiel von Persönlichkeit und Symptom entsteht. So kann das Erkennen der Funktionalität der Phänomenologie in eine mehr strukturorientiert, mehr konfliktorientiert oder traumazentriert ausgerichtete psychodynamische oder strukturiert-übende Arbeit münden.

Bei einer gründlichen Symptom-Diagnostik sollte insbesondere ein aktives Abklären von Ängsten, Zwängen, Intrusionen und anderen traumaassoziierten Symptomen, dissoziativen und psychosenahen Symptomen sowie des Ausmaßes und der Funktionalität von Suchtmittelmissbrauch, Selbstverletzungen und suizidalen Impulsen erfolgen.

Neben der symptomatischen Phänomenologie kann die Qualität der Objektbeziehungen erfasst werden, Instrumente hierfür sind z.B. die an Kernberg ausgerichteten Instrumente Structured Interview for Personality Organization (STIPO) (Stern et al. 2005) und BPI (Borderline-Persönlichkeits-Inventar) (Leichsenring 1999).

Für die Psychotherapieplanung relevant und unmittelbar anzuwenden ist in diesem Zusammenhang die Operationalisierte Psychodynamische Diagnostik (OPD-2)(Arbeitskreis OPD, 2006), mit der die Erfassung des Gesamtbildes von Phänomenologie, angepasst an ICD-10, sowie Leidensdruck, Therapiemotivation, Beziehung, Konflikt und Struktur möglich sind.

1.5 Krankheitsverlauf

Lange Zeit nahm man an, dass der Verlauf von Borderline-Störungen ein zeitlich überdauerndes konstantes Muster von Auffälligkeiten abbildet. Diese These wurde jedoch zum Teil durch eine inzwischen über 16 Jahre laufende prospektive Studie entkräftet (Zanarini et al. 2012): So erfüllten ein Drittel der Patienten nach zwei Jahren nicht mehr die BPS-Kriterien, nach vier Jahren waren es bereits die Hälfte und nach sechs Jahren nahezu 75 %.

Aus den Langzeitverlaufsbeobachtungen bleibt festzuhalten, dass ein hoher Prozentsatz an Erkrankten auch langfristig eine schwer beeinträchtigte Lebensqualität hat, besonders wegen der andauernden affektiven Störungen.

Daraus lässt sich für die Therapie schlussfolgern, dass neben den dramatischen, „lärmenden" Kennzeichen, wie Impulsivität und Selbstverletzungen, auch die „stilleren" Aspekte von langfristig herabgesetzter Lebensqualität zu berücksichtigen sind. Beispiele sind auf Symptomebene Depressivität, Phobien und Zwänge, auf der Ebene beeinträchtigter sozialer Integration beruflicher Abstieg oder Arbeitslosigkeit, abgebrochene Schul- oder Berufsausbildungen, Fehlen stabiler Partner- oder Freundschaften, soziale Isolation. Verschiedene Autoren (Zanarini 2003, Gunderson et al. 2006) wiesen nach, dass folgende Risikofaktoren für die Chronifizierung bestehen:

- Komorbider Alkohol- und Drogenmissbrauch
- Komorbide posttraumatische Belastungsstörung (PTBS)
- Sexueller Missbrauch in der Kindheit
- Besonders schwer ausgeprägte Achse-1-Symptomatik (ICD-10)

Die Suizidrate der BPS liegt bei 5–10 % (Lieb et al. 2004). Als Risikofaktoren für vollendete Suizide werden impulsive Handlungsmuster, höheres Lebensalter, Depressionen, Selbstverletzungen, komorbide antisoziale Persönlichkeitsstörung sowie frühkindlicher Missbrauch benannt.

Ein bislang wenig beachteter Aspekt ist die körperliche Verfassung dieser Klientel: Borderline-Patienten weisen ein erhöhtes Risiko auf, kardiovaskulär zu erkranken und daran zu sterben (Moran et al. 2007). Unklar ist den Autoren, ob dieses erhöhte Risiko bei BPS mit der affektiven Symptomatik, assoziiert mit einem erhöhten Erkrankungsrisiko, mit Stressfolgen oder einem ungesunden Lebensstil mit wenig Achtsamkeit für die körperlichen Bedürfnisse und häufigem Suchtmittelkonsum zusammenhängt.

1.6 Ätiologie der BPS

Erklärungsmodelle zur Entstehung von BPS greifen auf verschiedene Erkenntnisse zurück, die teils rückwirkend aus den erinnerten Lebensgeschichten erkrankter Erwachsener gewonnen sind, teils auch aus entwicklungspsychologischen Experimenten und progressiven Studien, die eine Gruppe von Kindern und Jugendlichen über einen gewissen Zeitraum fortlaufend untersucht haben.

Die Entstehung von BPS ist multifaktoriell bedingt.

Die psychische Struktur entsteht aus einer Mischung konstitutioneller und biografischer Einflüsse. Was beim einen Kind überfordernd, sogar traumatisierend wirkt, können andere Gleichaltrige noch gut verkraften. Auch die Einflüsse der Kinder auf ihre Umgebung müssen beachtet werden. Manche „Temperamentsbündel" sind selbst für die besten Eltern schwer zu verkraften und bewirken überforderte Reaktionen.

Einige Persönlichkeitseigenschaften, z. B. Zwanghaftigkeit, haben eine stark genetisch bedingte Basis, andere weniger, wie z. B. Impulsivität. Temperamentsfaktoren sind immer im Wechselspiel mit der Umwelt anzusehen. Deshalb sollten die Ergebnisse genetischer Studien zu BPS (Torgersen et al. 2000) nicht überbewertet werden: Zum einen wurde in keiner Zwillingsuntersuchung gleichzeitig die Qualität der prägenden Beziehungserfahrungen hinreichend erfasst. Neben genetisch festgelegten Komponenten von Persönlichkeit ist ein dynamischer genetischer Faktor zu beachten.

Die Genexpression ist abhängig von frühen Lebenserfahrungen.

Die Methylierung von Genabschnitten, also eine gesteuerte Aktivierung oder Deaktivierung von Erbinformation, entscheidet im Körper, ob und wann bestimmte Steuerungs- und Entwicklungsprogramme vom Erbgut abgelesen werden. Diese erfahrungsbedingte Modifikation des Erbguts wird über mehrere Generationen hinweg an die Nachkommen weitergegeben (Franklin et al. 2010, Murgaroyd et al. 2009, Radtke et al. 2011). Dies unterstreicht die große Bedeutung von Traumata in Form körperlicher und sexualisierter Gewalt sowie Not- und Vernachlässigungserfahrungen in

Kindheit und Jugend für die Persönlichkeitsausprägung. Namhafte Autoren (Fonagy et al. 2002, Sachsse 2004) fassen zusammen:

Traumata und Vernachlässigung hinterlassen neurobiologische „Narben" und können sich dramatisch auf die Qualität von Bindungsbeziehungen und strukturellem Wachstum auswirken.

Insbesondere spielen hier beeinträchtigte Regulationsfunktionen im Hippocampus und der Amygdala eine zentrale Rolle, in zwei Hirnregionen, die für die Regulation und Modulation von Emotionen und Impulsen wichtig sind. Mentalisieren kann stressdominiert automatisch und entsprechend im limbischen System lokalisiert sein oder aber präfrontal, modulierend stattfinden (Nolte et al. 2010).

Ihre Entsprechung finden diese neurobiologischen Erklärungsmodelle in psychologischen Theorien. Während Objektbeziehungspsychologen der Kernberg'schen Richtung von einer primär erhöhten Aggressivität bei Borderline-Patienten ausgehen, erleben viele Patienten ihre Symptome eher reaktiv als Resultat von Frustration und Angst und in ihrer Ausprägung durch starke Impulsivität bedingt.

Trotz der Häufigkeit traumatischer Ereignisse in den Lebensgeschichten vieler BPS-Patienten muss vor voreiligen Schlüssen über simple kausale Zusammenhänge gewarnt werden. Zu traumatischen Prägungen kommen oft weitere biographisch belastende Einflüsse und die Abwesenheit schützender Faktoren.

Langfristig schädigend an von Menschen verursachten Traumata ist häufig das Erleben, sichere emotionale, kognitive und normative Bezüge zu verlieren und sich in der Not alleingelassen zu fühlen. Entsprechend kommt unter den schützenden Einflüssen dem Erleben sicherer Bindung zu den primären Bezugspersonen der wichtigste Platz zu.

Aus diesen Erkenntnissen sind klare Behandlungsempfehlungen abzuleiten. In der Tat betonen alle störungsorientierten Ansätze für Borderline-Patienten, dass eine tragfähige therapeutische Beziehung und überschaubare, verlässliche Rahmenbedingungen nötig sind.

1.7 Die Behandlung von Persönlichkeitsstörungen

1.7.1 Realität iatrogener Schädigungen

In vielen Praxen und Kliniken stellen sich Kolleginnen und Kollegen der Aufgabe, schwere Persönlichkeitsstörungen nach besten Kräften zu behandeln. Dennoch ist es eine Realität, dass Kenntnisse, Fertigkeiten und Rahmenbedingungen für diese Aufgabe trotz bester Absichten noch nicht genug verbreitet sind. So entstehen Versorgungslücken, denn Behandlungen, die nicht an die Besonderheiten schwerer Persönlichkeitsstörungen angepasst sind, können die nötige Hilfe verzögern oder sogar -- selbst mit bester Absicht durchgeführt -- den Zustand der Patienten verschlechtern.

Wenn nur Krankheitssymptome und keine strukturellen Aspekte diagnostiziert und behandelt werden, können die zur Symptomreduktion entwickelten Therapieprogramme zu Misserfolgen, Frustration und Verstärkung der Angst bzw. Depression führen. Irrationale Behandlungsstrategien mit nebenwirkungs- und risikoreicher Polypharmazie oder Suchtentwicklungen können ebenfalls das Ergebnis sein. Aus der Abwehr von therapeutischer Resignation oder Ohnmacht können drei gefährliche Tendenzen entstehen:

1. Viel zu kurze, unwirksame Therapien
2. Aus unreflektiertem Helferimpuls oder Sicherheitsbedürfnis heraus viel zu lange, schädlich-regressionsfördernde Behandlungen bzw. Klinikaufenthalte
3. Die Gefahr von Verschlechterungen besteht auch bei nicht miteinander koordinierten Behandlungsabschnitten. Dann gibt jeder Behandler sein Bestes, aber die für eine strukturelle Gesundung nötige strukturierte, an einer gemeinsamen Planung ausgerichtete Behandlungskette fehlt. Ängsten, Spaltungen bzw. Polarisierungen werden Tür und Tor geöffnet.

Wenn Traumafolgephänomene außer Acht gelassen werden, kann es durch Überschätzen der integrativen Fähigkeiten der Patienten zur emotionalen und kognitiven Überforderung kommen. Dies kann geschehen durch unvorsichtiges und freies Erzählenlassen jedes traumatischen Details, stationär auch unter den Mitpatienten in der therapiefreien Zeit, freies Assoziieren oder das Interpretieren jeder traumatischen Erinnerung im Rahmen der Übertragung auf den Therapeuten. Als Ergebnis kann eine Verstärkung von Anspannung, Intrusion, Dissoziation oder eine Unterwerfung und vordergründige Anpassung an den Therapeuten und damit ein Scheitern der Behandlung die Folge sein.

Doch auch dauerhaftes Negieren oder Ausklammern eventueller Traumaerinnerungen lässt einem wichtigen Persönlichkeitsteil des Patienten keinen Raum. Reine Angst- oder Depressionsbehandlungsprogramme bieten für die Bedürfnisse Traumatisierter keine praktikablen Antworten an. Für eine Behandlung, die auf Neurotiker mit gut entwickelten Ich-Funktionen, aber nicht auf Menschen mit komplexen Persönlichkeits- bzw. Traumafolgestörungen mit eingeschränkter Mentalisierungsfunktion abgestimmt ist, gilt dasselbe.

Charismatische, rechthaberische Therapeutenstile oder auf monokausale Erklärungen basierende Therapieprogramme können Patienten zunächst eine verlockende Scheinsicherheit anbieten, langfristig hemmen sie aber deren persönliche Entwicklungschancen. Der Therapeut meint die Wahrheit zu wissen, der Patient bleibt abhängig und unmündig.

Ebenso schädlich sind unreflektiertes „Liebsein" und Konfliktvermeidung des Therapeuten sowie die Überidentifikation mit der Sichtweise des Patienten, ohne sich wehrhaft um Pluralität, den Fortgang der Therapie und ihres notwendigen Rahmens zu streiten.

Ideologisches oder unwissentliches Verzichten auf aktuell verfügbare Therapieoptionen schadet. Die Beispiele hierfür können vielfältig sein.

Bedenklich ist es in der Behandlung von Patienten mit schweren Persönlichkeitsstörungen,

- wenn über Monate und Jahre eine rein medikamentöse Behandlung mit monatlichen oder vierteljährlichen Nervenarztterminen durchgeführt wird, aber auf intensive und störungsorientierte Psychotherapie verzichtet wird, ohne dass eine hinreichende Begründung für diesen Verzicht vorliegt,
- wenn Patienten bei sehr starker Symptombelastung nicht über eine entlastende Medikamentenbehandlung als Ergänzung von Psychotherapie informiert werden,
- wenn die Art der Medikation das gesunde Denken und Fühlen so weit einschränkt, dass eine passable Lebensqualität, geschweige denn Psychotherapie, nicht mehr möglich ist oder iatrogene Zusatzprobleme, wie z. B. Suchtentwicklungen, entstehen,
- wenn persönlichkeitsgestörte Patienten über Wochen und Monate auf allgemeinpsychiatrischen Basisstationen aufbewahrt werden, ohne frühzeitig den fachlichen, evtl. auch intervisorischen Austausch mit einer auf

diese Klientel spezialisierten Station, Fachklinik, Praxis oder Supervision zu suchen. Hierbei gibt es natürlich Abstufungen, denn einige allgemeinpsychiatrische Teams jenseits von Spezialstationen haben sich mittlerweile ausgezeichnetes Fachwissen und Fertigkeiten angeeignet, und einige Patienten benötigen in der Tat genau diese Art von sozialpsychiatrischer Hilfe statt intensiver Psychotherapie.

Schädliche therapeutische Strategien sind aus der Sicht des Mentalisierungskonzepts solche, die das Mentalisierungsvermögen des Patienten oder auch des mit ihm umgehenden Therapeuten bzw. Behandlungsteams nicht verbessern, sondern sie eventuell noch verschlechtern.

1.7.2 Aufgaben einer störungsorientierten Behandlung von Persönlichkeitsstörungen

Die erfolgreiche Versorgung von Patienten mit schweren Persönlichkeitsstörungen stellt besondere Anforderungen an Behandlung und Behandler.

Diese psychischen Erkrankungen sollten nicht nur mit der Summe von Symptomen gleichgesetzt, sondern stattdessen die im Hintergrund stehenden Erlebens- und Verhaltensmuster der Patienten, ihre Selbstregulations- und Mentalisierungsfähigkeit, ihre Beziehungsgestaltung und ihre Ressourcen berücksichtigt werden. In all diesen Aspekten spiegeln sich oft die Ursachen für die Symptomatik wieder, wodurch ein wichtiger Zugang zu Veränderungen entsteht.

Die Therapiekonzepte sollten auf schwere strukturelle Störungen ausgerichtet sein, d. h., es wird auf die Förderung gesunder Selbstanteile und strukturierte und wachstumsfördernde Gesamtabläufe geachtet und zugleich versucht, auch denjenigen Patienten gerecht zu werden, die noch lernen müssen, sich an einen stabilen Rahmen zu halten und eine Haltung reflektierenden Nachdenkens und Hinspürens einzunehmen.

Therapeutische Kompetenz bei der Behandlung schwerer Persönlichkeitsstörungen bedeutet auch, Patienten Übersetzungshilfe zu leisten, wenn Affekte noch nicht erkannt und benannt oder Probleme bislang nur interpersonell oder körperlich inszeniert werden können.

Wirksame Persönlichkeitsstörungstherapie kann sehr verschieden sein. Sie ist in Krisensituationen als psychiatrisch-psychotherapeutische erste Hilfe konzipiert. Längere (teil-)stationäre Fokalpsychotherapie bietet eine Intensität und Multimodalität an, die wesentliche Entwicklungen ermöglicht, die ambulant nicht in Gang kommen könnten. Oder sie erstreckt sich als Langzeitbehandlung über die Lebenspanne einiger Jahre, ist als dauerhafte Begleitung zur Verhinderung von Verschlechterung auf noch längere Zeiträume ausgelegt oder nimmt verschiedene Positionen zwischen den genannten Typisierungen ein.

In jedem Fall handelt es sich um eine intensive zwischenmenschliche Begegnung, die Patienten wie Therapeuten erhebliche Anstrengungen abverlangt. Die Behandlungsbedingungen sind gekennzeichnet durch häufige Krisen oder lang dauernde persönliche Herausforderungen. Typische Probleme, wie eine Polarisierung zwischen magischen Behandlungserwartungen mit Idealisierung und erheblichem Misstrauen bis zur völligen Entwertung oder das Funktionalisieren von therapeutischen Kontakten, können sich beim Sich-Einlassen auf jede Form von Hilfe und kontinuierlicher Beziehungspflege zeigen. Für Therapeuten ist daher hohe und permanent gepflegte Qualifizierung in interpersonellen Fertigkeiten inklusive hinreichender Selbsterfahrung und Supervision nötig. Lerninhalte müssen auf Persönlichkeits- und Traumafolgestörungen abgestimmt sein, psychiatrische oder psychotherapeutische Basiskenntnisse genügen nicht.

Bei Klinikaufenthalten sollte der außertherapeutische Alltag der Patienten stets im Auge behalten werden. Um der Gefahr einer malignen Regression entgegenzutreten, sollten stationäre Behandlungen so kurz wie möglich gehalten werden. Für eine symptomentlastende Krisenintervention erweisen sich maximal zwei bis drei Wochen meist als ausreichend. Für eine Fachpsychotherapie mit nachhaltigerem Veränderungsanspruch sind mehrere Monate stationäre oder tagesklinische Arbeit und eine längere ambulante Folgebehandlung erforderlich (AWMF-Leitlinien 2008, Quelle nicht mehr verfügbar, 10.12.2014).

Beim Übergang von stationär zu ambulant und umgekehrt oder zwischen verschiedenen ambulanten Behandlern bedeuten Brüche in der Behandlungskontinuität für Borderline-Patienten ein erhöhtes Dekompensationsrisiko. Diskontinuitäten sollten daher durch Kooperation oder Netzwerkbildung minimiert oder zumindest für die Patienten erträglich gehalten werden (Bolm 2014c).

1.7.3 Die wichtigsten Borderline-Behandlungsmethoden

Zur pharmakologischen und psychotherapeutischen sowie Kriseninterventionsbehandlung werfen drei aktuelle Cochrane-Reviews (Borschmann et al. 2012, Lieb et al. 2010; Stoffers et al. 2012) und einige wichtige Einzelstudien ein zum Teil neues Licht auf die evidenzbasierte Behandlung von Borderline-Persönlichkeitsstörungen. Denn neben den gut wirksamen spezialisierten Intensiv-Psychotherapien gibt es inzwischen ein verstärktes Interesse für die basisorientierten Angebote für diese Patientengruppe. Und auch medikamentös gibt es neuere Empfehlungen, welche die gängige Verordnungspraxis verändern.

> Borderline-Therapie ist meist nicht entweder als Krisenintervention oder compliancefördernd-pharmakotherapeutisch oder psychotherapeutisch, sondern als integratives Angebot aller drei Ansätze mit flexiblen Gewichtungen anzusehen.

So verstanden und mit der passenden Haltung und Methodik versehen, können BPS-Therapien nicht nur sehr erfolgreich, sondern auch sehr befriedigend für diejenigen sein, die das gemeinsame Wagnis eingehen.

Pharmakotherapie kann ein wesentlicher Bestandteil von Borderline-Behandlung sein. Es gibt jedoch keine psychopharmakologische Behandlung gegen die Kernsymptome von Borderline-Patienten, die chronischen Gefühle von innerer Leere, Identitätsstörung und Angst vor dem Verlassenwerden (Leichsenring et al. 2011; Lieb et al. 2010).

Medikamente werden jedoch häufig zur Behandlung von affektiven oder impulsiven Symptomen bei BPS-Patienten verwendet, oft im Off-Label-Modus, d. h. ohne Zulassung für diese Indikation. Die Datenlage ist äußerst dürftig für direkte Substanzvergleiche. Festzuhalten ist, dass sich laut Cochrane-Review (Lieb et al. 2010) kaum affektstabilisierende Effekte für Neuroleptika der ersten Generation und – völlig anders als im klinischen Alltag üblich –- auch für Antidepressiva nachweisen lassen. Sie sollten der Behandlung einer komorbiden schweren Depression vorbehalten bleiben, im deutlichen Gegensatz zu den Borderline-assoziierten starken Stimmungsschwankungen, bei denen sie höchstens dämpfend wirken können. Es bleibt mit den Patienten individuell abzuklären, ob dies als hilfreich erlebt wird. Die Daten der Cochrane-Reviewer legen den Gebrauch moderner Antipsychotika, Stimmungsstabilisierer und Omega-3-Fettsäuren nahe. Jedoch sind laut Cochrane-Review die Ergebnisse mit deutlicher Einschränkung zu gebrauchen, denn diese Empfehlungen beruhen häufig auf Einzelstudien ohne Langzeitbeobachtung.

1.7.4 Krisenintervention

Das klinische Bild schwerer Borderline-Pathologie ist gekennzeichnet durch häufige Krisen, akuten Hilfebedarf und starke Inanspruchnahme des Gesundheitssystems, oft mit Suizidalität, direkter oder indirekter Selbstbeschädigung verschiedenster Art verbunden. Im Kontrast zu dieser eindrücklichen klinischen Präsenz gibt es bei Borderline-Patienten keine wissenschaftlich abgesicherten Empfehlungen über wirksame Kriseninterventionsstrategien, ein entsprechendes Cochrane-Review konnte keine Empfehlung für ein bestimmtes Vorgehen aussprechen (Borschmann et al. 2012).

1.7.5 Psychotherapie

Psychotherapie ist die Behandlungsmethode der ersten Wahl für BPS (Stoffers et al. 2012).

BPS-Psychotherapie umfasst ein breites Spektrum von Methoden, Settings und Aufträgen. Sie kann in abgestufter Intensität von stationären, teilstationären bis hin zu ambulanten und kurzen Kriseninterventionsangeboten reichen.

Es ist mindestens ebenso wichtig, für einen bestimmten Patienten mit einer bestimmten Krankheitsschwere, in einer bestimmten Lebenssituation und mit seinem momentanen Therapieziel das passende Setting zu finden, wie die Frage, welche Behandlungsmethode nach welcher Therapieschule am hilfreichsten für ihn ist.

Dies entscheidet nicht nur über den individuellen Therapieerfolg, sondern auch über die Kosteneffektivität (Bartak et al. 2011). Dabei kann es gerade für die am schwersten erkrankten Borderline-Patienten essenziell sein, nicht zu schnell in möglicherweise emotional und kognitiv überfordernde Intensivsettings zu geraten, sondern eine nicht zu kurz dauernde, niederschwellige und niederfrequente ruhige Vertrauensbildungs-, Klärungs- und Verhandlungsphase zu durchlaufen. Zusammengefasst empfehlen sich nicht zu komplexe, geordnete, klare und transparente Behandlungsstrukturen und Kommunikationswege. Haltung und Behandlungsorganisation sollten klare Information über Rollen und Grenzen ebenso wie eine positive Grundhaltung und Hoffnung transportieren.

28 Studien über BPS-Therapien wurden in dem letzten Cochrane-Review erfasst (Stoffers et al. 2012). Statistisch signifikante Unterschiede zu den Kontrollgruppen ergaben sich bezüglich der Kernprobleme und der damit assoziierten Psychopathologie bei der MBT, der Dialektisch Behavioralen Therapie DBT, der Übertragungsfokussierten Psychotherapie TFP und der Interpersonellen Therapie in ihrer für BPS entwickelten Spezialisierung, bei letzterer aber nur in Bezug auf die komorbide Depression. Verschiedene Gruppenansätze, wie Schematherapiegruppe SFT oder das Fertigkeitentraining STEPPS (Systematic Training for Emotional Predictability and Problem Solving) wurden als vielversprechend eingestuft. Daten über Nebenwirkungen lagen nicht vor. Für alle genannten Methoden zeigten sich positive Effekte, jedoch war bei allen die Datenlage noch verbesserungsbedürftig.

Für eine klassische kognitiv-verhaltenstherapeutische Vorgehensweise fanden sich keine überzeugenden Wirknachweise. Unter den lerntheoretisch fundierten Verfahren kommt der **Dialektisch Behavioralen Therapie** (DBT) (Linehan 1993a, b) die wichtigste Bedeutung zu. Dieser erste manualisierte Ansatz zur BPS-Behandlung hat viel in der BPS-Behandlungslandschaft bewegt. Die DBT bietet eine Kombination aus Einzel- und Gruppentherapie, Erfahrungsaustausch und Validierung, Informationsvermittlung und Anleitung, Fertigkeitentraining, Zen-orientierten Achtsamkeitsübungen und Anleitungen zum Umgang mit Notfällen an.

Mit ihrer Beziehungsorientierung ist die DBT den psychodynamischen Verfahren ähnlicher als klassischen kognitiv-verhaltenstherapeutischen Angeboten, jedoch soll sich in der DBT die z. T. negative innere Dynamik des Patienten nicht in der therapeutischen Beziehung entfalten und dann zum Gegenstand der Behandlung gemacht werden. Die therapeutische Beziehung soll eher der positiven Verankerung von Methoden und achtsamer Haltung dienen.

Für ein ambulantes Setting ist die DBT inzwischen in randomisiert-kontrollierten Studien gut evaluiert und ermöglicht eine Reduktion selbstverletzenden und impulsiven Verhaltens (Überblick bei Stoffers et al. 2012). Die noch wenig nachhaltige Besserung affektiver Probleme oder schlechter Lebensqualität setzte Weiterentwicklungen in Gang, die sich mehr auf den Achtsamkeitsaspekt konzentrieren.

Auch die **Schemafokussierte Therapie** SFT (Arntz / Van Genderen 2010) bewegt sich trotz ihres kognitiv-verhaltenstherapeutischen Grundverständnisses mit der Art ihrer Beziehungsorientierung an der Grenze zu psychodynamischen Ansätzen. In ihrer übersichtlichen Zuordnung von Verhalten und Erleben zu maladaptiven, d. h. aktuell nicht mehr hilfreichen Schemata, die aus frühen Beziehungserfahrungen entstanden sind, und ihrer flexiblen Methodik mit Einzel- und Gruppengesprächen, Imagination und Rollenspiel erlaubt sie eine Anwendung für die verschiedensten Persönlichkeitsproblematiken. Die „nachbeelternde" therapeutische Haltung folgt dabei inhaltlich tendenziell eher einem psychodynamischen Theoriemodell als dem dialektisch-behavioralen. Sie gebraucht aber eine explizit übende, der Pathologie entgegensteuernde Praxis.

Psychodynamische Verfahren decken ein breites Spektrum zwischen stützender und expressiver Behandlungstechnik ab, nicht eingegrenzt auf eine bestimmte Diagnosegruppe oder ein einziges Setting.

- **Die Psychoanalytisch Interaktionelle Methode** (PIM) wurde bereits in den 1970er Jahren in Göttingen, Tiefenbrunn und Düsseldorf für Patienten mit mittelschweren bis schweren strukturellen Störungen entwickelt. Im „Göttinger Modell" werden genaue technische Empfehlungen für unterschiedliche Strukturniveaus gegeben (Heigl-Evers / Ott 1994). Diese wurden weiterentwickelt und an moderne Standards angepasst (Streeck / Leichsenring 2009, Bolm 2012, Staats et al. 2013, 2014). Verzicht auf Regressionsförderung, hohe therapeutische Präsenz, Hilfs-Ich-Funktion, Arbeit an Normen und Grenzen und die Abkehr vom deutenden hin zum antwortenden Modus (*siehe Kap. 4*) kennzeichnen dieses von der Gruppentherapie bald auch auf das Einzelsetting übertragene und in Deutschland weitverbreitete Vorgehen.
- **Die Übertragungsfokussierte Psychotherapie** (TFP) (Transference Focused Psychotherapy) (Clarkin et al. 1999) beginnt die Arbeit mit einer umfangreichen Vertragsgestaltung, später folgen Klärung, Konfrontation und Deutung der führenden Objektbeziehungsmuster in der Übertragung, um verzerrte Sichtweisen des Patienten zu korrigieren und die Erarbeitung eines ganzheitlicheren Bildes von sich selbst und anderen Menschen zu ermöglichen. Dieses objektbeziehungstheoretisch geleitete Vorgehen kann zu besseren Bewältigungsmöglichkeiten für die eigene Aggressivität führen. Feste Rahmen- und Zielvereinbarungen und Regeln für den Umgang mit Notfällen dienen als stützende Elemente, die deutliche Einflüsse der DBT aber auch Unterschiede zu ihr zeigen.
- Anthony Bateman und Peter Fonagy entwickelten die **Mentalisierungsbasierte Therapie** MBT (Bateman / Fonagy 2004, 2006). Sie ist psychodynamisch und bindungstheoretisch fundiert und zeichnet sich besonders durch ihre Ausrichtung auf schwerstkranke Patienten aus, die anfänglich weder von Deutungen, Verträgen und Sanktionen noch von einem therapeutischen Expertentum profitieren. Die Förderung

der Mentalisierungsfähigkeit bedeutet einen Aufbau innerlicher Repräsentanzen, die es Patienten ermöglichen, sich und andere in ihren psychischen und sozialen Aspekten besser zu verstehen. Der Erhalt bzw. die Wiederherstellung eines sicheren Bindungserlebens und die Validierung als Basis für vertiefte Exploration dienen als Voraussetzung für spätere komplexe kognitive Arbeit z.B. an der Übertragung. MBT beinhaltet kombinierte Einzel- und Gruppengespräche, klare strategische und Zielvereinbarungen sowie Verhinderung regressiver Entwicklungen. Aber auch nonverbale Verfahren sowie Fertigkeitentraining zur Wahrnehmung bzw. Regulation von Affekten und Impulsen sind eingeschlossen.

- **Die Strukturbezogene Psychotherapie** (Rudolf 2004) wurde in direktem Bezug zur Operationalisierten Psychodynamischen Diagnostik OPD-2 (Arbeitskreis OPD 2006) entwickelt wurde. Sie bezieht sich auf das Einzelsetting und empfiehlt für schwere strukturelle Störungen pragmatische, nicht-deutende, klärende und stützende Interventionen, welche der Stärkung von Ich-Funktionen dienen. Ergänzend dazu erlaubt OPD-2 eine stringente Erfassung der Ziele und des psychodynamischen, insbesondere struktur- oder konfliktorientierten Behandlungsfokus.
- **Traumazentrierte Behandlungsansätze** (Zusammenfassung bei Sachsse 2004, Wöller 2006) sehen in der Borderlinephänomenologie oftmals auch eine chronifizierte und komplexe posttraumatische Belastungsstörung. Bei entsprechendem biografischen Hintergrund und großem inneren Stellenwert der traumatischen Erfahrung kann dies ein guter Einstieg in Veränderungsprozesse sein. Vertrauen schaffende Interventionen und der Erwerb von Fertigkeiten zur Selbststabilisierung stehen anfangs ganz im Vordergrund therapeutischer Arbeit. Später kommen bei Bedarf verschiedene Traumaexpositionstechniken zur Anwendung. Danach steht die Neuordnung des Alltagslebens an.
- **Gruppentherapie** von BPS erweist sich in einigen psychodynamisch oder verhaltenstherapeutisch ausgerichteten Verfahren als geeigneter BPS-Behandlungsansatz (Arntz / Van Genderen; Bolm 2012). Bei MBT, PIM, DBT und SFT ist Gruppenbehandlung ein wichtiger Bestandteil des komplexen Gesamtsettings, wenngleich sie auf sehr unterschiedliche Weise genutzt und gestaltet wird.

Wirksame BPS-Behandlung muss nicht immer hochaufwändig sein. So konnte nachgewiesen werden, dass eine tendenziell psychodynamisch ausgerichtete psychiatrische Basisbehandlung langfristig genauso wirksam war, wie die wesentlich aufwändigere DBT (McMain et al. 2009, Feigenbaum et al. 2012). Auch war ein strukturiertes psychodynamisches Gruppenangebot alle zwei Wochen, allerdings durch ein hochqualifiziertes MBT-Team angeboten, nur geringfügig weniger wirksam als ein ambulantes MBT-Intensivprogramm zweimal pro Woche (Jørgensen et al. 2012). Dies belegt auch in der BPS-Therapie die hohe Bedeutung allgemeiner Wirkfaktoren, wie Kompetenz, Erfahrung, Klarheit, Transparenz und Krisenfestigkeit von Therapiestruktur und Prozess und ein dem Patienten angepasstes Setting. Sie spielen eine weit wichtigere Rolle als spezielle Dosis- und Technikfragen.

Zusammenfassend kann gesagt werden, dass folgende Therapiekennzeichen gute Behandlungserfolge bei schweren Borderline-Störungen hervorbringen:

- Berücksichtigung von Störungs- und Beziehungsorientierung
- Ein klar strukturiertes und bei Bedarf flexibles Setting,
- Durchführung von erfahrenen BPS-Therapeuten unter Supervision
- Festgelegter Umgang mit den häufigsten Therapieproblemen und Notfallsituationen

Für manche Patienten ist dabei der Einstieg über Anlehnung an und Zutrauen zu Experten leichter, wie in der DBT oder Traumatherapie. Für andere, die eine stärkere negative Übertragungsbereitschaft haben, wirkt das eher abschreckend. Für letztere ist vorsichtige Kontext- und Beziehungsklärung der geeignete Einstieg, wie in psychodynamischen Therapien (MBT, TFP, PIM).

1.7.6 Welche Therapiedauer ist nötig?

Die Versorgungspraxis bei BPS-Patienten kann sehr vielgestaltig aussehen. Viele Patienten benötigen kurze Kriseninterventionen, andere lassen sich auf langjährige Behandlungsbeziehungen ein, wieder andere meiden solche Verbindlichkeiten.

Der Zusammenfassung von Harfst folgend (Harfst 2012) überschreiten die evidenzbasierten Borderline-Behandlungen mit ihrer Dauer oft die Grenzen bundesdeutscher kassenfinanzierter Therapiekontingente. Während in ambulanten Psychotherapien erst relativ spät Effekte eintreten, sind im spezialisierten stationären Setting schon nach ungefähr drei Monaten gute Ergebnisse erreichbar. Nachhaltig sind die stationären Erfolge jedoch nur bei anschließender ambulanter Weiterbehandlung.

Die AWMF-Arbeitsgruppe Persönlichkeitsstörungen nimmt an, dass psychotherapeutische Behandlungen bei Patienten mit Persönlichkeitsstörungen länger dauern als beim Durchschnitt psychiatrischer Erkrankungen und dass die derzeitig gewährte Stundenzahl im Rahmen der Richtlinien-Psychotherapie nicht ausreichend ist.

Die Datenlage für psychopharmakologische Behandlung betrifft meist Untersuchungen, die nur sechs bis zwölf Wochen umfassten, ausnahmsweise sechs Monate. Einig sind sich die Experten darin, dass deshalb keine wissenschaftlich stark fundierten Aussagen über die Behandlungsdauer psychopharmakologischer Maßnahmen getroffen werden können.

Psycho- und Pharmakotherapie und die Arbeit in verschiedenen Settings müssen bei schwererem Störungsausmaß in einen langfristigen, oft mehrjährigen Gesamtbehandlungsplan integriert werden. Eine derart vorbereitete Therapie ermöglicht eine dauerhafte und krisenbeständige Entwicklungsorientierung und vermeidet Chronifizierung sowie iatrogene Schäden durch gegenläufige Strategien verschiedener Behandlungselemente und Spaltungen zwischen den Behandlern.

1.7.7 Die Versorgungslage von Patienten mit schweren Persönlichkeitsstörungen

In Deutschland sind für die Behandlung von Patienten mit schweren Persönlichkeitsstörungen die zwei Fachgebiete Psychiatrie und Psychosomatik zuständig. Mit 14–20 % der psychiatrischen Aufnahmen bilden Borderline-Patienten einen wichtigen Teil stationärer Versorgungsklientel (Bateman / Fonagy 2004, Leichsenring et al. 2011). In deutschen psychosomatisch-psychotherapeutischen Kliniken der Akut- und Rehabilitationsbehandlung hat ein Viertel der Patienten die Erstdiagnose einer Persönlichkeitsstörung (Konermann et al. 2006), ein weit höherer Anteil ist in den wenigen großen Psychotherapie-Akutkliniken, die sich auf diese Klientel spezialisiert haben, zu finden.

Traditionelle allgemeinpsychiatrische Versorgung war bei Borderline-Patienten lange Zeit insbesondere für die geschlossene Unterbringung bei Selbst- oder Fremdgefährdung und für ambulante Medikamentenbehandlung von Menschen mit einer Persönlichkeitsstörung zuständig. In der Welt der phänomenologisch ausgerichteten Psychiatrie galten sogenannte „Psychopathen“ lange Zeit als unbehandelbar. Oder „hysterisch-unberechenbare“ Patienten waren für wenig dafür ausgebildete Kollegen als Schrecken der Sprechstunden und Nachtdienste gefürchtet. Es gab wenige qualifizierte und störungsorientierte Psychotherapieangebote für Patienten mit strukturellen Störungen. Hierauf spezialisierte psychotherapeutische Kliniken, wie das ehemalige Niedersächsische Landeskrankenhaus Tiefenbrunn, waren lange Zeit die Ausnahme, bevor sich dieses Fachwissen auf andere Psychotherapiekliniken verbreitete.

Im Rahmen der großen Psychiatrien sind von kleinen Psychotherapiestationen ausgehend erst in den letzten 15 Jahren an verschiedenen Orten vermehrt Spezialstationen und -qualifikationen für die Behandlung von Persönlichkeitsstörungen und Traumafolgeerkrankungen entstanden (Dulz / Ramb 2007). Viele psychiatrische Einrichtungen verstehen sich als störungsübergreifend ausgerichtet und geben deshalb ihren Borderline-Behandlungskonzepten kein eigenes Aushängeschild. Für die DBT gibt es mittlerweile weit mehr als 30 Orte mit Schwerpunktbildungen (Bohus 2007), und auch andere abgestufte und bedarfsangepasste psychiatrische Versorgungsangebote, inklusive traumazentrierter Ansätze, sind in Deutschland umgesetzt (Sachsse 2007, Bolm / Herzog 2009).

Psychosomatisch-psychotherapeutische Akutkliniken halten in Deutschland schon lange ein besonderes methodisches Wissen für die hochqualifizierte Behandlung schwerer Persönlichkeitsstörungen und die dafür notwendigen behandlungstechnischen Modifikationen vor (Bolm et al. 2007c). Sie sind jedoch oftmals nicht an der unmittelbaren Front der Kriseninterventions- und Notfallbehandlung. Das ist z. T. die unmittelbare Folge von gering dimensionierten Abteilungen an Allgemeinkrankenhäusern, die oft mit somatiknahen Aufgaben ausgelastet sind. Lediglich die großen Akutabteilungen können unterdifferenzierte Bereiche vorhalten.

Einige größere psychosomatische Rehabilitationskliniken bieten zwar spezielle Programme für Persönlichkeitsgestörte an, können oder sollten aber wegen der Voraussetzung der „Rehabilitationsfähigkeit“ keine Schwerkranken behandeln oder kommen mit ihren Behandlungsressourcen durch die Schwere der Erkrankungen an ihre Grenze.

In den Praxen der niedergelassenen Psychotherapeuten findet sich viel Erfahrung mit Patienten mit Persönlichkeitsstörungen, die im Durchschnitt jedoch viel kompensierter sind als diejenigen in den oben genannten Settings. Es ist oft der Initiative Einzelner oder kleiner Gruppen vorbehalten, frühzeitig Hilfe für schwerer Erkrankte anzubieten.

Auch in therapeutisch gut versorgten Regionen ist es für Borderline-Patienten noch stets schwierig, ohne längere Wartezeiten zu einer qualifizierten ambulanten Therapie zu kommen. In weniger gut versorgten Gebieten sieht es dramatisch aus, schon für stabile Patienten ist mit Wartezeiten von sechs bis zwölf Monaten zu rechnen, eine sichere Krisengarantie für Borderliner und ein hochwirksames Selektionskriterium, bei dem diejenigen, die es am nötigsten haben, durch das Raster fallen. Mängel bei der ambulanten Versorgung persönlichkeitsgestörter Patienten in Praxen können wie folgt zusammengefasst werden (Hilgers 2007):

- Angemessenheit der Psychotherapierichtlinien
- Kenntnis und Erfahrung in störungsorientiert modifizierter Behandlungstechnik
- Kompatibilität schulenorientierter Weiterbildung und integrativer Behandlungserfordernisse
- Verbreitung gruppentherapeutischer Angebote und der Kombinationsmöglichkeit von Einzel- und Gruppenverfahren

Ermutigende Forschungsresultate für die Basisversorgung wurden nach der jahrzehntelangen Konzentration der Wissenschaftler auf die spezialisierten Komplexangebote erst die letzten Jahre gewonnen. Obwohl die bisher erwähnten Borderline-Psychotherapiemethoden ihre positiven Ergebnisse replizieren und weitere Wirksamkeitsnachweise vorlegen konnten, kann gezeigt werden, dass eine wirksame BPS-Behandlung nicht immer hochaufwändig sein muss. So erwies sich eine psychodynamisch ausgerichtete psychiatrische Basisbehandlung als langfristig genauso wirksam wie die wesentlich aufwändigere DBT (McMain et al 2012, Feigenbaum et al. 2012). Durch dasselbe hochqualifizierte MBT-Team ausgeführt war das ambulante MBT-Intensivprogramm zweimal pro Woche nur geringfügig wirksamer als ein strukturiertes psychodynamisches Gruppenangebot alle zwei Wochen

Kompetenz, Erfahrung, Klarheit, Strukturiertheit, Transparenz und Krisenfestigkeit zusammen mit Störungs- und Beziehungsorientierung, Supervision und Krisenplänen zeigt Erfolg!

Störungsorientierung wird fälschlicherweise meist als gleichbedeutend mit der Ausrichtung einer Therapie an Symptomclustern angesehen. Jedoch kann darunter auch die Anpassung an die psychische Struktur eines Patienten verstanden werden.

Beziehungsorientierung bedeutet, dass Behandler wahrnehmen und diagnostisch nutzen, wie sich die Störung, die Ressourcen und die Gesamtpersönlichkeit von Patienten in der gegenseitigen Interaktion zeigen. Daran anknüpfend bedeutet Beziehungsorientierung auch, sich innerhalb dieses therapeutischen Kontakts so zu verhalten, das Miteinander so zu gestalten, dass wesentliche therapeutische Veränderungen der Erlebens- und Verhaltensmuster bei den Erkrankten angeregt werden.

Manche Patienten bevorzugen den Einstieg über Anlehnung an und Vertrauen auf professionelle Experten, wie tendenziell mehr in der DBT oder manchen Konzepten der Traumatherapie. Für andere Patienten, bei denen das Sich-Einlassen auf eine therapeutische Methode oder Beziehung starke Ängste auslöst, wirkt das eher abschreckend. Für letztere ist vorsichtige Kontext- und Beziehungsklärung der geeignete Einstieg, der öfter in psychodynamischen Therapien gebräuchlich ist (MBT, TFP, PIM).

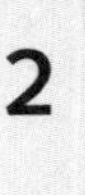
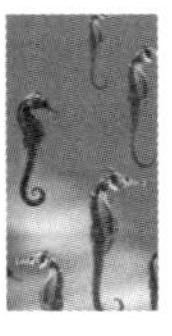

2 Geschichte

Dieses Kapitel beschreibt, wie MBT als neue Methode aus einer klinischen Notwendigkeit heraus entwickelt wurde. Dabei wird deutlich, wie die Entstehung an bestimmte, globale Einflüsse und ganz lokal begrenzte glückliche Umstände gebunden war. Weiterhin wird gezeigt, wie der wissenschaftliche Wirksamkeitsnachweis der MBT und ihre weltweite Verbreitung zu zahlreichen Adaptionen für Krankheitsbilder über die ursprünglichen Indikationen hinaus führte, sodass sich MBT inzwischen als ausgesprochen vielseitig anwendbar erweist.

Die Versorgung von Borderline-Patienten hatte bis in die zweite Hälfte des letzten Jahrhunderts hinein unter einem Mangel an theoretischer Fundierung und spezialisierten klinischen Konzepten zu leiden. Veröffentlichungen aus den 1970ern (Kernberg 1975, Kohut 1971, Winnicott 1971) waren Meilensteine in der Konzeptualisierung sogenannter „früher Störungen", psychischer Erkrankungen, die basaler sind und biographisch früher geprägt werden als neurotische, konfliktdominierte Pathologien, aber noch nicht das Ausmaß einer Psychose erreichen.

Die bis in die 1990er Jahre vorherrschende Einschätzung der Behandlungschancen kann als „düster" angesehen werden (Fabian et al. 2009). Die internationale Fachwelt zeigte kein Interesse daran, dass sich außerhalb des englischsprachig dominierten Wissenschaftsbetriebs im deutschsprachigen Raum bereits ab den 1970er Jahren eine differenzierte und erfolgreiche klinische Anwendung für Patienten mit strukturellen (d. h. „frühen") Störungen herausbildete. Es handelte sich um die **Psychoanalytisch-interaktionelle Methode PIM** im Rahmen des **„Göttinger Modells"**, welches im damaligen niedersächsischen Landeskrankenhaus Tiefenbrunn bei Göttingen unter Leitung von Franz Heigl und Anneliese Heigl-Evers ausgearbeitet wurde (Heigl-Evers / Ott 1994, Lindner 2005, Streeck / Leichsenring 2009, Staats et al. 2013, 2014) und weite Verbreitung im deutschsprachigen Raum gefunden hat. Bereits damals wurden viele Behandlungsempfehlungen gegeben, die sich heutzutage – unabhängig vom Göttinger Ansatz – in der MBT wiederfinden.

Erst Mitte der 1990er Jahre kam es dann in der international wahrgenommenen Konzeptentwicklung zu einem Qualitätssprung für Borderline-Therapien, als Marsha Linehans Behandlungsmanual zur Dialektisch-Behavioralen Therapie (DBT) (Linehan 1993a, b) erschien. Nach einem Vorläufer folgte das Manual der Arbeitsgruppe um Otto Kernberg zur Übertragungsfokussierten Therapie (Transference Focussed Therapy TFP) (Clarkin et al. 1999).

Als **Anthony Bateman** Anfang der 1990er Jahre die Leitung der psychiatrischen Tagesklinik im Londoner Stadtteil Halliwick übernahm, fand er eine Behandlungsrealität vor, die nach dem Prinzip der therapeutischen Gemeinschaft organisiert war und vorwiegend Psychotiker über z. T. Jahre hinweg behandelte. Doch Bateman sah – im Vergleich mit den bestehenden Angeboten für Psychotiker – eine enorme Versorgungslücke und Handlungsbedarf für Patienten mit schweren Persönlichkeitsstörungen. Sie wurden nämlich in psychiatrischen Krankenhäusern oder in Psychotherapiepraxen –- bis auf wenige spezialisierte Experten und Kliniken – gar nicht aufgenommen bzw. erhielten dort keine adäquate Behandlung (Bateman / Fonagy 2004).

Zeitgleich zu den Veränderungen in Halliwick entwickelte die Arbeitsgruppe um **Peter Fonagy** am University College London und am Anna-Freud-Institut aus Vorläufern eine neue theoretische Konzeption für schwere Persönlichkeitsstörungen, das **Mentalisierungskonzept** (Fonagy 1991, Fonagy / Target 1996).

Die Zusammenarbeit von Bateman und Fonagy führte schließlich ab ca. 1995 an der Halliwick-Tagesklinik zu einem ersten manualisierten und forschungsbegleiteten Praxistest des Mentalisierungskonzepts. Die erste randomisiert-kontrollierte Studie zur MBT (Bateman / Fonagy 1999) und deren Folgestudien zeigten den großen und nachhaltigen Nutzen für die Genesung und gesellschaftliche Integration von Borderline-Patienten sowie für die gesundheitsökonomische Seite der Erkrankung auf (*siehe Kapitel 5*). Fünf Jahre später wurde das inzwischen immer weiter an der Anwendung gewachsene und verfeinerte **MBT-Manual** veröffentlicht (Bateman / Fonagy 2004).

Ab 2005 wurden in Halliwick zusätzlich zum bisherigen Tagesklinikangebot ambulante Kurzzeit- und Langzeit-MBT-Programme entwickelt (*siehe Kapitel 4*).

Ausgehend von den positiven Londoner Erfahrungen und sehr befördert davon, dass MBT in die NICE-Guidelines des englischen Gesundheitssystems für die Behandlung von Persönlichkeitsstörungen aufgenommen wurde (NICE 2009), sind inzwischen MBT-Zentren in ganz Großbritannien und anderen Ländern des British Empire entstanden.

International hatten sich namhafte Einrichtungen, wie die die Menningerklinik, Topeka, USA, die Universitätsklinik für Psychiatrie in Oslo, Norwegen, oder die Fachklinik „De Viersprong“ in Halsteren, Niederlande, mit der Londoner Arbeitsgruppe zusammengetan, um eigene tagesklinische und ambulante MBT-Programme aufzubauen.

Der Erfolg der MBT bei der Zielgruppe der Borderline-Patienten ermutigte weltweit Kliniker und Forscher, das Mentalisierungskonzept auch für die Behandlung anderer Erkrankungen zu nutzen. Zahlreiche internationale Autoren äußern sich unter der Herausgeberschaft von Allen, Bateman und Fonagy (Allen / Fonagy 2006, Bateman / Fonagy 2012) u. a. zu den Anwendungsbereichen Kinder- und Jugendlichen- bzw. Eltern-Kind-Therapie, Gewaltprävention an Schulen, Forensik, Essstörungen, Trauma, Depression und Komorbidität mit Sucht, zu weiteren psychiatrischen und psychosomatischen Erkrankungen liegen ebenfalls Konzeptualisierungen vor (Bolm 2010, Schultz-Venrath 2013).

In Deutschland lag und liegt eine völlig andere Ausgangslage als in den meisten anderen Ländern der Erde vor, denn hier ist ein sehr ausgebautes teil- und vollstationäres sowie ambulantes, zudem rentenversicherungs- und krankenkassenfinanziertes Versorgungssystem schon wesentlich länger damit beschäftigt, angemessene Versorgungsformen für Patienten mit strukturellen Störungen auszuarbeiten. So wurden hier die Psychoanalytisch-Interaktionelle Methode PIM und die Strukturorientierte Behandlung entwickelt und die DBT, die TFP und Traumatherapie (Sachsse 2004, Wöller 2006) zügig rezipiert bzw. intensiv diskutiert. Andererseits müssen strukturell schwer beeinträchtigte Patienten auch in Deutschland häufig die Erfahrung machen, zeitnah keinen geeigneten Therapieplatz zu bekommen.

Das war die Ausgangslage bei der Ersteinführung von MBT im deutschsprachigen Raum. Sie erfolgte am Klinikum Christophsbad in Göppingen bei Stuttgart durch den Autor und sein Team. Er hatte sich bereits seit 1998 zusätzlich zum „Göttinger Modell“ mit dem Mentalisierungskonzept beschäftigt und Kontakt mit Anthony Bateman aufgenommen. Später erhielt er seine Ausbildung in MBT bei den beiden Gründern der Methode, Anthony Bateman und Peter Fonagy, in London. Ab 2002 hatte der Autor die Chance, mehrere Krankenhauseinheiten am Klinikum Christophsbad zu psychotherapeutischen Spezialstationen umzugestalten. Nach dem Aufbau einer psychotherapeutischen Kriseninterventionsstation folgte ab 2004 die Weiterentwicklung einer kleinen Spezialeinheit für Persönlichkeitsstörungen zu einer wegen des großen Bedarfs wesentlich umfangreicheren MBT-Station mit einem ambulanten Nachsorgeprogramm (Bolm et al. 2006, Bolm / Herzog 2009). Nach weiterführenden Erfahrungen des Autors in den Niederlanden kam die rein ambulante Anwendung im Einzel- und Gruppensetting dazu und seit 2013 der Standort MentaCare Stuttgart, eine rein tagesklinisch und ambulant ausgerichtete Psychotherapie-Institution.

Ein weiteres Zentrum, welches sich ab 2006 der MBT zuwandte, war das evangelische Krankenhaus Bergisch Gladbach unter Leitung von Ulrich Schultz-Venrath, von dem bis 2019 im Kontext seiner Klinik und danach im Rahmen umfangreicher Fortbildungs- und Netzwerkaktivitäten ebenfalls wichtige Akzente für die Etablierung der MBT in Deutschland ausgegangen sind.

Viele andere Einrichtungen und Praxen haben inzwischen durch Kurse und Workshops Anregungen aus der MBT erhalten. Auch die Protagonisten des „Göttinger Modells" zeigen, ausgehend von etlichen Parallelen zur MBT, aktiv die Konvergenzen zwischen beiden Methoden auf (Bolm 2014c, Staats et al. 2013). Von den Universitäten Heidelberg (Prof. Svenja Taubner) und Zürich (Dr. Sebastian Euler) gehen inzwischen wesentliche Forschungsimpulse und Weiterbildungsaktivitäten aus.

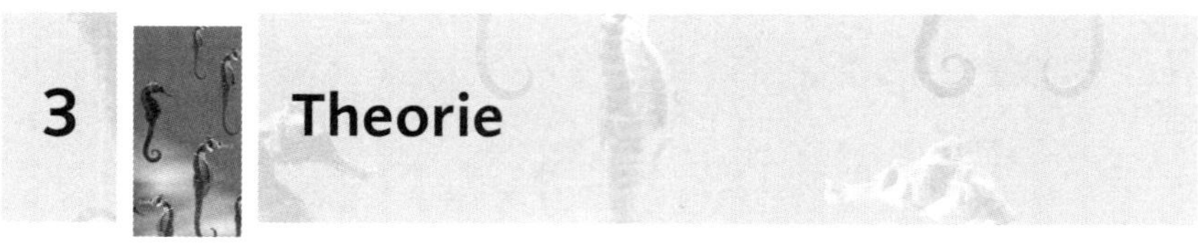

3 Theorie

Im folgenden Kapitel wird aufgezeigt, wie das Mentalisierungskonzept auf entwicklungspsychologischen und bindungstheoretischen sowie neurobiologischen Grundlagen aufbaut. Diese unterschiedlichen Quellen vereinen sich mit philosophischen und psychoanalytischen Theorien und Erkenntnissen der Psychotherapieforschung. So ist ein Theoriegebäude entstanden, das in stetigem Austausch mit Grundlagenforschung und Wissenschaften steht, welche der Psychotherapie benachbart sind. Das Mentalisierungskonzept ist ein lebendiges, offenes, sich weiterentwickelndes Theoriekonstrukt, welches die Praxis der verschiedensten Therapieschulen bereichern kann. In diesem Buch konzentriert sich die Darstellung der Theorie auf die praxisrelevanten Aspekte.

3.1 Bindung und Strukturentwicklung

Die Bindungstheorie, ursprünglich entwickelt von John Bowlby (Überblick bei Holmes 2006), ist ein lange schon gut experimentell untermauertes Konzept davon, welche Rolle bei Säugetieren die Beziehung zu den zentralen Bezugspersonen in Kindheit und Jugend auf die kognitive, emotionale, soziale und körperliche Entwicklung hat. Bindungsbeziehungen üben erhebliche Einflüsse auf die Herausbildung von Ich-Funktionen aus, die unter dem Oberbegriff Strukturentwicklung zusammengefasst werden.

Wie in *Abbildung 1* dargestellt, aktiviert Angst das Bindungssystem und bei sehr starker Angst wird die unmittelbare physische Verfügbarkeit der beruhigenden Bezugsperson gesucht. Die Exploration ist auf Überlebensnotwendiges eingeengt und schnell abrufbare, schablonenenhafte Erlebens- und Interpretationsmuster bestimmen die Sicht auf die Realität. Innere Arbeitsmodelle (iAM), wie sie die Bindungstheorie nennt, bestimmen die Reaktionen des Kindes, um sich mit der Bezugsperson in diesen angstvollen Situationen verlässlich zurechtzufinden.

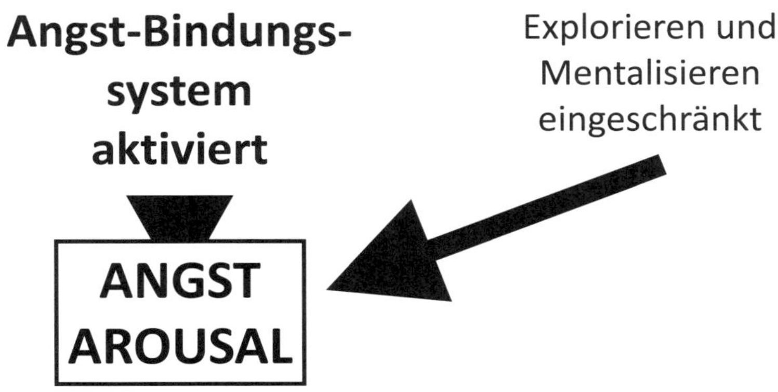

Abb. 1: Angst aktiviert das Bindungssystem

Das Erleben sicherer Bindung ermöglicht dagegen die Deaktivierung des Bindungs- und die Aktivierung des Explorationssystems, wie *Abbildung 2* zeigt. Dann kann sich die Aufmerksamkeit weg von der primären Bezugsperson auf Neues, Unbekanntes und Irritierendes richten. Dies betrifft sowohl die neugierige Exploration der Umwelt als auch den Umgang mit innerer Realität. Innere Arbeitsmodelle bzw. Übertragungsmuster können in Zeiten erlebter Sicherheit infrage gestellt und eventuell korrigiert werden.

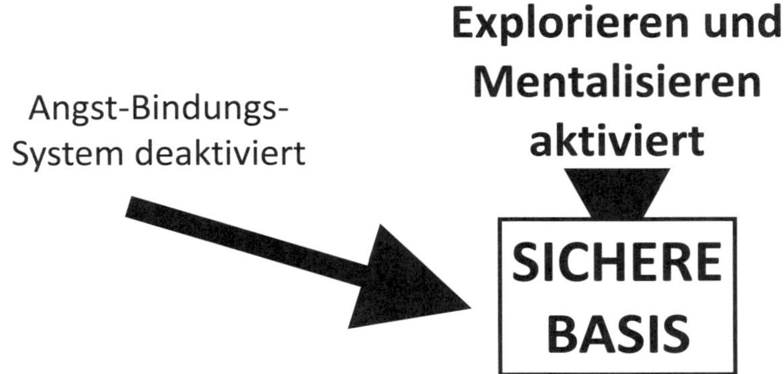

Abb. 2: Sichere Bindung aktiviert das Explorationssystem

Die auf diese Weise gemachten Erfahrungen helfen bei der Entwicklung eines stabilen und kohärenten Selbst mit stabilen Repräsentanzen sowie beim Aufbau eines stabilen Identitätsgefühls und innerer Objektkonstanz. Als langfristige Folge davon verbessern sich die Chancen für gelingende Zweier- und Mehrpersonenbeziehungen.

Die komplexen strukturellen und interaktionellen Fertigkeiten bestimmen, ob wir bei Schwierigkeiten von innerer und äußerer Realität überfordert, gar traumatisiert werden oder aber einen spielerischen Umgang mit ihr finden und ein kohärentes Selbsterleben bewahren können.

Abbildung 3 zeigt, wie Menschen auf Stress reagieren, deren Ausstattung mit Ich-Funktionen stark beeinträchtigt ist, anders gesagt, die unter einer deutlichen strukturellen Störung leiden. Ihre Schwelle bis zur Aktivierung des Bindungssystems ist niedrig, und schnell bewirkt Anspannung oder Erregung die Hemmung des Explorationssystems. In solchen Anspannungszuständen stehen den Betroffenen kaum komplexe Ich-Funktionen zur Verfügung, welche eigene Sichtweisen oder Verhaltensweisen zu ändern vermögen.

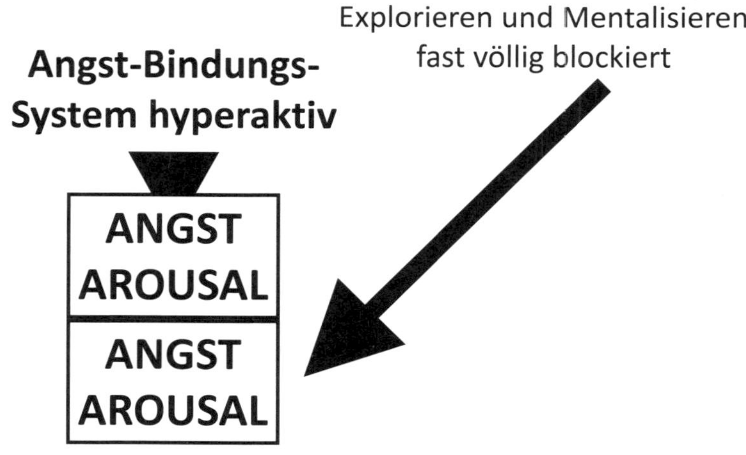

Abb. 3: Hyperaktivierung des Bindungssystems behindert Exploration und Mentalisieren

3.2 Mentalisieren

Das Mentalisierungskonzept stellt eine Synthese aus bindungstheoretischen, entwicklungspsychologischen, psychodynamischen, kognitiv-behavioralen, traumabezogenen und neurobiologischen Erkenntnissen sowie der Theory of Mind dar (Dennet 1987; Fonagy 1991; Fonagy et al. 2002). Die Theory of Mind als philosophische Richtung befasst sich damit, wie wir Menschen uns Gedanken über die Art unseres Denkens und Erlebens machen (Dennet 1987). Damit ist bereits die große Nähe zur Mentalisierungstheorie deutlich. Inhaltlich zeigt sich das in unserem („mentalisierenden") Vermögen zu phantasievollem und klugem Umgang mit dem Wechselspiel von Innen- und Außenwelt, Verstand und Gefühl, Natur und Kultur respektive Anlage und Erfahrung. Diese Inhalte sind eng mit Grundthemen von Psychotherapien verknüpft:

1. Dem Einfühlen und Reflektieren die eigene Person und andere betreffend
2. Dem Reflektieren über die individuellen Muster dieser kognitiv-emotionalen Vorgänge
3. Der Verantwortungsübernahme für das eigene Handeln

Auf dieser allgemein formulierten Grundlage betrifft der Mentalisierungsansatz alle Psychotherapieschulen und stellt letztlich sogar die wichtigste Gemeinsamkeit zwischen ihnen dar: „We propose boldly that mentalizing – attending to mental states in oneself and others – is the most fundamental common factor among psychotherapeutic treatments." (Allen et al. 2008, S. 1)

Mentalisieren heißt, äußerlich wahrnehmbares Verhalten in einem bedeutungsvollen Zusammenhang mit innerpsychischen („mentalen") Zuständen und Vorgängen zu erleben und zu verstehen und umgekehrt. Bei dieser inneren Realität handelt es sich z.B. um Gefühle, Gedanken, Bedürfnisse, Wünsche, Begründungen, Bedeutungen und ganz persönliche Lebenserfahrung.

Mentalisieren ist definiert als die imaginative Fähigkeit, sich differenzierte innere Vorstellungen über die Psyche und ihre Wechselwirkungen mit Erlebens- und Verhaltensweisen inkl. Beziehungsgestaltung zu machen. Dies gilt in Bezug auf einen selbst und andere und erlaubt, mit Bedeutungen spielen und die Perspektive wechseln zu können.

Ist unsere Mentalisierungsfähigkeit gut entwickelt, so wissen wir explizit oder implizit:

1. Unsere Außenwahrnehmung wird von unserer inneren Realität beeinflusst
2. Psychische Zustände und Prozesse werden von der äußeren Realität beeinflusst

Mentalisieren bedeutet nicht nur, zu verstehen, dass in einem selbst und anderen Menschen mentale Einflüsse wichtig sind (Verständnis erster Ordnung), sondern auch die Art und Weise zu begreifen, wie bei einem selbst und anderen solche Prozesse ablaufen (Verständnis zweiter Ordnung, Metakognition).

Mentalisierungsfähigkeit ist gekoppelt an die Repräsentanz für ein solches Verständnis zweiter Ordnung.

Gute Mentalisierungsfähigkeit ist mit dem – meist impliziten – Wissen verbunden, dass Erlebens- und Verhaltensmuster von der persönlichen Lebenserfahrung eines jeden Einzelnen abhängig und damit individuell unterschiedlich ausgeprägt sind.

Diese Muster werden abhängig von der gegenwärtigen Situation abgerufen, sind also nicht nur individuell, sondern auch situativ verschieden.

So verstanden ist die eigene Perspektive auf die Realität in einem Zwischenbereich zwischen innerpsychischen und Außeneinflüssen angesiedelt und daher höchst individuell. Die intrapsychische Fähigkeit zum spielerischen Umgang mit innerer und äußerer Realität geht mit einem inneren, spielerischen Möglichkeitsraum einher (Winnicott 1971). Als Referenz an Winnicott wird die mentalisierende Fähigkeit zum Perspektivenwechsel „playing with reality", Spielen mit der Realität genannt (Fonagy 1995).

Zusammengefasst lässt sich sagen, dass Mentalisieren verbunden ist mit dem Entstehen einer Metarepräsentanz dafür, dass und wie unser Realitätserleben individuell verschieden und situationsabhängig ist. Treffen mehrere Menschen zusammen, dann kann es nicht nur eine Wahrheit geben, sondern eine pluralistische, gemeinsam mit anderen Menschen intersubjektiv „geschaffene Realität" (Fonagy 2007).

Die mit dem Mentalisieren gekoppelten intrapsychischen und interpersonellen Leistungen sollen in der Folge noch genauer beleuchtet werden:

Das Denken, Fühlen und Handeln anderer kann durch Verstehen der verursachenden mentalen Zustände vorhergesagt, erklärt und gerechtfertigt werden. Wenn Menschen begreifen, dass sie mental von anderen verschieden sind und dass deshalb Handlungen unterschiedlicher Menschen des Öfteren auf differierenden psychischen Modellen der Realität beruhen, dann können sie das eigene Verhalten und das anderer angemessen würdigen. Dann können sie sich den Unterschied zwischen den eigenen Perspektiven und denen anderer Menschen vergegenwärtigen und sich und anderen dabei Nichtwissen und Irrtümer zugestehen.

Eigene Affekte, Bedürfnisse und Impulse können „mentalisierend“ wahrgenommen und so reguliert werden, dass sie in komplexen sozialen Interaktionen unterstützen und nicht behindern. Dann können Menschen sich auch in sehr emotional aufgeladenen und konflikthaften Situationen nach den Beweggründen für ihre Sicht- und Verhaltensweisen oder nach den Motiven des Gegenübers fragen, ohne dafür unsere eigenen Gefühle abspalten zu müssen oder sich nur auf ihre eigenen Phantasien bzw. Projektionen verlassen zu müssen.

Diese letztgenannte Fähigkeit ermöglicht eine wichtige Ich-Funktion, die Subjekt-Objekt-Differenzierung (Bolm 2014b). Diese Fähigkeit, uns abgegrenzt und individuell zu erleben, ermöglicht uns wiederum, Beziehungen aufzunehmen und auch dann ohne existenzielle Probleme aufrechtzuerhalten, wenn Bezugspersonen nicht unseren Erwartungen entsprechend reagieren, sondern nach eigenen Erlebens- und Verhaltensmustern (Bolm 2014b).

Können wir unser Gegenüber als zugleich auf uns bezogen und von uns eigenständig wahrnehmen, dann können wir Interaktionen mit ihm zum Aufbau stabiler innerer Repräsentanzen nutzen (Objektkonstanz). Diese ist nötig, um nicht anfällig zu sein für eine allgegenwärtige Verlassenheitsangst.

Metakognitionen und Metarepräsentanzen über unsere Erlebens- und Verhaltensweisen helfen uns dabei, ein kohärentes Selbstgefühl zu behalten. Es geht in Momenten starker affektiver Anspannung darum, ein ganzheitliches Erleben der eigenen Person und die Verfügbarkeit komplexer Ich-Funktionen zu bewahren. Vermittelt wird diese Integration auf einer Repräsentationsebene zweiter Ordnung. „Holding mind in mind“ nennen namhafte MBT-Autoren diese Mentalisierungsleistung (Allen et al. 2008, S. 3). Sie macht uns auf Dauer unabhängig von längerfristig dysfunktionalen Entlastungsstrategien wie Externalisierung, manipulativer Kontrolle anderer Menschen, Misshandlung des eigenen Körpers oder Suchtverhalten, mit denen Menschen mit fragilem Selbstgefühl sich manchmal zu stabilisieren versuchen.

3.2.1 Beispiele für Mentalisieren aus Alltag und Therapie

In Anlehnung an Allen, Fonagy und andere (Allen et al. 2008) sollen praktische Situationen verdeutlichen, wo wir überall auf die Fähigkeit zum Mentalisieren zurückgreifen.

Alltägliche Beispiele für das Mentalisieren finden sich etwa beim Beruhigen eines ängstlichen Kindes, beim Vermitteln zwischen streitenden Kindern, Freunden oder Familienangehörigen, beim Nachdenken über eigene psychosomatische Reaktionen, beim Verstehen einer unerwarteten, eventuell unpassenden eigenen Verhaltensweise.

Ein mentalisierender Patient macht sich Gedanken über die Entstehungsgeschichte seiner Erkrankung samt den Risikofaktoren seiner Biografie. Er kann kohärent seinen Behandlungswunsch herleiten, kann seine Gefühle während einer Sitzung mit dem aktuellen Gesprächsablauf in Verbindung bringen, kann sich hineinversetzen, wie seine Angehörigen oder Kollegen seine Erkrankung erleben.

Ein mentalisierender Therapeut versteht seine Gegenübertragung so, dass er zwischen seinem Eigenanteil, der Reaktion auf den Patienten und einem Mischbereich differenzieren kann. Er kann Vermutungen anstellen, welche Bedeutung einzelne Lebensereignisse für seinen Patienten haben, weil er dessen Biografie kennt. Er kann ein diagnostisches Verständnis für den Patienten entwickeln und ihm dies erklären, kann sich bei der Problembearbeitung auf den Erfahrungshintergrund des Patienten einstellen, kann einfühlend bewirken, dass sich der Patient im Gespräch sicher fühlt.

3.2.2 Mentalisieren und seine Vorstufen

Die Fähigkeit zum Mentalisieren entwickelt sich keineswegs nach einem vorprogrammierten genetischen Zeit- und Stufenplan. Vielmehr ereignen sich Mentalisierungsschritte im Zusammenspiel mit den engsten Bezugspersonen, später mit einem weiteren Personenkreis, schließlich auch mit Peer Groups. Die größten Entwicklungsschritte der Mentalisierungsfähigkeit finden in der Regel bis zum 5. Lebensjahr statt, werden jedoch bis zur Adoleszenz noch vertieft. Einen guten Überblick samt der entwicklungspsychologischen Experimente, welche die Entwicklungsschritte belegen, hat die Arbeitsgruppe um Fonagy gegeben (Fonagy et al. 2002).

Schwankungen in der Mentalisierungsfähigkeit und Schritte der Mentalisierungsentwicklung sind auch im Erwachsenenalter möglich, Verbesserungen dann aber vermutlich langsamer zu erreichen.

Es gibt einige Kennzeichen, an denen das momentane Mentalisierungsvermögen eines Menschen zu erkennen ist. Es zeigt sich an der Art und Weise, wie Realität wahrgenommen und interpretiert wird. Dies soll im nächsten Abschnitt verdeutlicht werden.

3.2.3 Die Wahrnehmungsmodi der Realität

Die Fähigkeit zu mentalisieren zeigt sich an der Art und Weise, wie differenziert Realität erlebt und interpretiert wird. Vier unterschiedliche Wahrnehmungsmodi der Realität können aus den Resultaten experimenteller Kinderbeobachtung (Überblick bei Fonagy et al. 2002) typisiert werden:

- Äquivalenzmodus
- Teleologischer Modus,
- Als-ob-Modus
- Reflektierender (intentionaler) Modus

Sie kommen nicht nur in bestimmten Entwicklungsphasen vor, sondern auch bei Erwachsenen. Lebenslang können sie ineinander übergehen, sich ablösen, sich in progressive wie auch regressive Richtungen verändern. So gibt es Übergänge vom Äquivalenz- in den Als-ob-Modus und zurück oder auch vom reflektierenden wieder in den Äquivalenzmodus. Letzterer ist häufig mit dem teleologischen Modus kombiniert. Die vier Modi sind in *Abbildung 4* dargestellt.

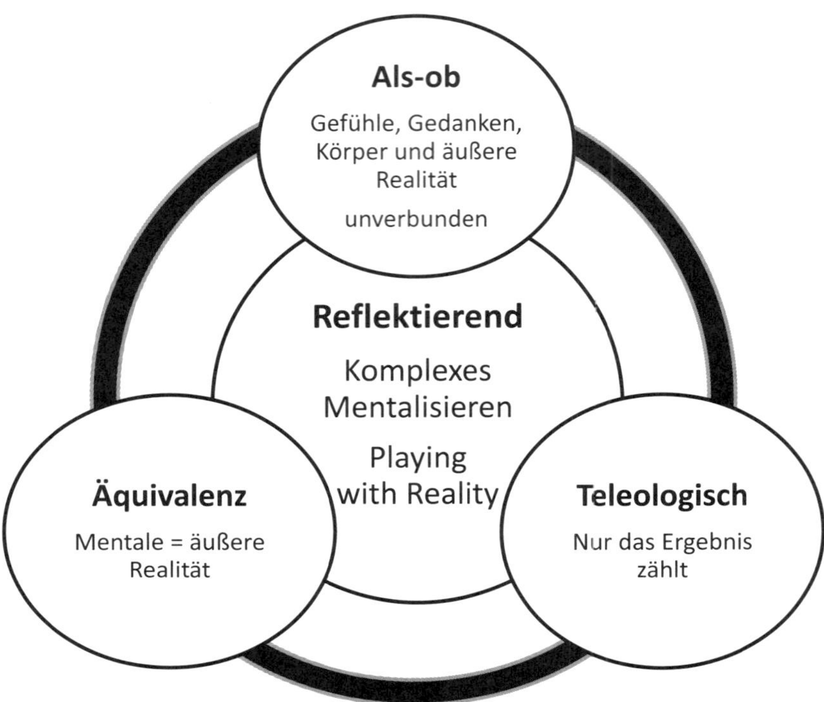

Abb. 4: Die vier Wahrnehmungsmodi der Realität

Der Äquivalenzmodus

Im Äquivalenzmodus können die Innenwelt, z.B. Affekte und Phantasien bzw. deren Vorläufer und die äußere Realität in ihrer Bedeutung für das Individuum nicht voneinander unterschieden werden.

Affekte werden im Modus der Äquivalenz ohne eine modulierende gedankliche Verarbeitung und Bezugnahme zu einem Selbstkonzept unmittelbar und sehr schnell existenziell erlebt. Oft kann es zum Affektsturm kommen. Stress zeigt sich unmittelbar körperlich und körperliche Reize spiegeln sich unmittelbar im Gefühlsausdruck wider.

Äquivalenzmodus bei Kleinkindern

Bei Kleinkindern schlagen die Erfahrungen der äußeren Realität ungefiltert in die innere Welt durch, ohne Modulation durch eine relativierende innere Repräsentanz. Diese Unmittelbarkeit lässt keinen Platz für das relativierende Wissen um Phänomene wie Subjektivität, Täuschung oder Phantasie. Das Krokodil muss von den Eltern aus dem Kinderzimmer verjagt werden, denn das Kind kann sich noch keinen Begriff von Phantasie machen.

Typische Kennzeichen für den Äquivalenzmodus sind:
„Es gibt nur (m-)eine Wahrheit!"
„Was ich fühle, das ist (so)!"

Teleologische Interpretation der Realität

Die teleologische Interpretation der Realität schließt vom unmittelbar erfahrenen Effekt einer Handlung direkt auf die Absichten des Handelnden. Nur das konkret oder unmittelbar Erfahrbare zählt.

Der teleologische Interpretationsmodus zeigt, wie essenziell angewiesen auf andere sich ein auf diese Weise erlebender Mensch fühlt. Nur die unmittelbar und konkret erfahrbaren Resultate der Handlung des anderen entscheiden darüber, ob der andere gute oder schlechte Absichten hat. Fragen nach Motivationen, die nur im Austausch mit dem Gegenüber geklärt werden können, kommen nicht vor, denn dem teleologisch denkenden Menschen liegt die Absicht des Handelnden klar vor Augen. Sie erschließt sich ihm unmittelbar aus dem, was er als Resultat bei sich erlebt.

Teleologischer Modus bei einem Kind und bei erwachsenen Patienten

Ein Kind, welches sein Spielzeug von einem anderen weggenommen bekommt, ist verärgert und verletzt. Es empfindet, dass das andere Kind nicht mehr sein Freund sein will.

In der Therapie Erwachsener könnte dies so aussehen:

Ein stationärer Patient stürmt vorzeitig aus dem Einzelgespräch mit seinem Therapeuten Herrn X. Gegenüber den Mitpatienten schimpft er los: „Ich bin so was von wütend, so wütend … und verletzt, … es ist wieder so wie immer: Niemand ist wirklich an mir interessiert, auch der X., der kann mich nicht leiden! Wie ich darauf komme? Ich habe den Typen genau beobachtet. Ich hab mich so geöffnet wie noch nie vorher, und der hat in der Zeit immer wieder aus dem Fenster geguckt. Ist doch klar, dass der mir gar nicht wirklich zuhören will, sondern nur die Sitzung hinter sich bringen. … will mich loswerden! … und so was schimpft sich Therapeut!"

Ein Kind, das die Beruhigung durch die Mutter benötigt, muss im teleologischen Modus ihre beruhigende körperliche Aktivität direkt spüren, sonst ist die Mutter „nicht da". Es wird alle Mittel einsetzen, um die mütterliche Zuwendung körperlich zu spüren. Verhalten sich Erwachsene auf diese Weise, so wird dies vom Gegenüber oft als manipulativ empfunden, jedoch meistens, ohne dass der Handelnde dies bewusst intendiert.

Der teleologische Modus ist oft gekoppelt mit einem von außen als kontrollierend, manipulativ oder dominierend empfundenen Verhalten anderen Personen gegenüber.

Teleologisch erlebende Menschen empfinden wiederum oft große Not, weil sie sich innere Zustände und Absichten des Gegenübers nicht vergegenwärtigen können, sondern auf dessen konkrete Aktionen angewiesen sind.

Der Als-ob-Modus

Aus den im Äquivalenz- und teleologischen Modus häufig und heftig auftretenden Affektstürmen können sich Kinder spielerisch lösen mittels eines zweiten, gedanklich dominierten Zugangswegs. Im Als-ob-Modus beginnen sie, mit innerem Abstand die Handlungen anderer, später auch die eigenen, gefiltert wahrzunehmen, die Wahrnehmung und Sichtweise anderer von der eigenen zu differenzieren und Täuschungen und Irrtümer zu verstehen. Allerdings geschieht die Schaffung eines inneren Spielraums um den Preis der partiellen Entkoppelung von Realitätsaspekten. So blenden im phantasievollen Spiel sich verlierende Kinder die reale Bedeutung ihrer Handlungen für die Außenwelt aus.

Gebunden ist der Als-ob-Modus an die zunehmenden kognitiven Fähigkeiten während der Kindesentwicklung. Dann breitet sich das Spielfeld auf Abstraktes aus, eine neue Spielart kommt hinzu, das Gedankenspiel.

Der Als-ob-Modus erlaubt über die Nichtwahrnehmung einzelner Teilaspekte der Realität die Distanzierung und Abstraktion vom Konkreten und von ungefilterten Affekten. Der Als-ob-Modus ermöglicht, nachzudenken, vorausschauend zu sein und mit Ideen und Interpretationen zu spielen.

Wenn jedoch in Form eines dauerhaften Als-ob-Modus die Integration bestimmter Erlebensaspekte, zum Beispiel der Gefühle, langfristig blockiert ist, können fantasielose, innerlich leere, dissoziative, autistische oder auch kognitiv überflutende, im Extremfall psychotische Zustände entstehen.

Der reflektierende Modus des Realitätserlebens

Reflektierend oder intentional die Realität interpretieren heißt, von den direkt beobachtbaren oder unmittelbar erlebten Effekten eines Verhaltens (Äquivalenz) Abstand nehmen zu können, ohne sie ausblenden zu müssen (Als-ob), und nach den dahinter liegenden Motiven und Repräsentationen zu fragen, die der Handlung zugrunde liegen. Kognitive, affektive, körperliche und soziale Aspekte der Realität können differenziert miteinander verbunden und die Perspektive kann gewechselt werden.

Wie sich ein reflektierender Erlebensmodus auswirkt, soll anhand einer alltäglichen Mutter-Kind-Situation verdeutlicht werden:

Reflektierende / intentionale Erlebensweise beim Kind
Ein beunruhigtes Kind, das schon intentional interpretieren kann, macht sich klar, dass die im Nebenzimmer arbeitende Mutter die Absicht hat und – wenn nötig – jederzeit bereit ist, ihr Kind zu schützen oder zu trösten. Es muss nicht um jeden Preis ihre permanente Gegenwart erleben und gegebenenfalls erzwingen.

Das vorherige Fallbeispiel für den teleologischen Modus bei einem erwachsenen Patienten könnte bei guter Mentalisierungsfähigkeit und intentionaler Realitätsinterpretation ganz anders als zuvor dargestellt verlaufen:

Reflektierender Modus in einer Erwachsenentherapie
Ein Patient sagt seinem Therapeuten: „Ich bin gerade ziemlich durcheinander gewesen, weil Sie zwischendurch aus dem Fenster geschaut haben. Aber dann, nach dem ersten Ärger ... hmmm ... ich kenn' sowas schließlich von mir. Ich denke schnell, jemand interessiert sich nicht, ... und zwar umso mehr, je mehr ich ihn brauche. Ich habe echt keine Ahnung, warum Sie das gemacht haben. Waren Sie gelangweilt, genervt, nachdenklich, oder liegt es an etwas anderem? Jetzt will ich es gerne von Ihnen wissen, damit ich nicht weiter raten muss."

Abhängig vom Ausmaß äußerer und innerer Belastungen können Äquivalenz-, teleologischer und Als-ob-Modus auch bei strukturell gut ausgestatteten gesunden Erwachsenen lebenslang vorkommen. Oder sie können kulturell eingebunden und durchaus erwünscht sein, wie manche Trancezustände. Überschäumende Phantasie oder Dissoziation kann in bestimmten Lebenslagen funktionell sein.

Ob eine Regression in Richtung des Äquivalenz- oder Als-ob-Modus dysfunktional oder sogar schädlich wird, entscheidet zum einen die resultierende Beeinträchtigung bei den gerade anstehenden Aufgaben. Zum anderen bieten die im Moment der Belastung zur Bewältigung verfügbaren protektiven Ich-Funktionen bzw. die soziale Unterstützung mehr oder weniger Spielraum für regressive Zustände.

Hier schließt sich der Kreis von wechselseitigen Einflüssen der Außen- und Innenwelt: Eine gute Mentalisierungsfähigkeit vergrößert intrapsychische Bewältigungsressourcen und verbessert die Chancen, sich ein interpersonelles Sicherheitsnetz zu knüpfen.

Wer gut zu mentalisieren gelernt hat, kann sich ein besseres soziales Netz schaffen und wird später besser sozial aufgefangen, wenn die eigenen Ich-Funktionen einmal nicht so gut funktionieren.

3.2.4 Entwicklung der Mentalisierungsfähigkeit

In diesem Abschnitt wird dargestellt, wie es Kindern gelingen kann, eine Wahrnehmungs- und Interpretationsweise von Realität aufzubauen, welche die vielfältigen Realitätsaspekte integriert. Letzteres entspricht dem reflektierenden Modus, welcher dem Kind den Zugang zu Außen- und Innenwelt, Affekt, Kognition, Phantasietätigkeit und Körperlichkeit ermöglicht, ohne die Unterschiede zu verwischen. Dies schafft die Basis für den Aufbau von Metakognitionen und schließlich Metarepräsentanzen. Wie diese Fähigkeit schrittweise in der Kindheit entsteht, kann Schritt für Schritt mit Hilfe von Kognitions- und Verhaltensexperimenten bei Kindern nachgewiesen werden (ausführlicher Überblick bei Fonagy et al. 2002).

Eine der wichtigsten Botschaften des Mentalisierungskonzepts besagt, dass der Zuwachs an integrierenden kognitiven Fähigkeiten nicht allein einem genetisch festgelegten Entwicklungsprogramm folgt, sondern vor allem von der Qualität der wichtigsten Beziehungserfahrungen abhängt. Damit sind sichere Bindungserfahrungen für das Kind gemeint, die mit gelungener Affektabstimmung und adäquatem, eingestimmtem und modulierendem Feedback verbunden sind.

Mit anderen Worten heißt dies, dass die Qualität der elterlichen Mentalisierung bei der Eltern-Kind-Beziehung darüber entscheidet, ob sich beim Kind die Fähigkeit zum integrierten, reflektierenden Umgang mit der Realität entwickelt oder ob bei ihm künftig während kognitiver oder affektiver Herausforderungen solche Modi der Realitätswahrnehmung vorherrschen, die auf eine brüchige Mentalisierungsfähigkeit schließen lassen.

3.2.5 Die Rolle des Spiegelns für die Mentalisierung

Die Entwicklung der Mentalisierungsfähigkeit ist in hohem Maße von der gelingenden Interaktion zwischen Kind und primärer Bezugsperson, später auch anderen Interaktionspartnern abhängig.

Optimales elterliches Feedback, in der Folge auch Spiegeln oder Antworten genannt, sollte markiert und kongruent sein, wie in diesem Abschnitt ausführlich aufgezeigt wird. Kleine, tolerable und reparable Brüche in der gegenseitigen Abstimmung den Entwicklungsprozess schädigen die kindliche Entwicklung der Ich-Funktionen nicht, sondern befördern sie sogar. Das psycho-soziale Feedback-Modell (Gergely / Watson 1996) beschreibt, wie sich elterliches Antworten auf die kindliche Wahrnehmung von Realität und sein Explorationsverhalten auswirkt. Wie *Abbildung 5* verdeutlicht, trägt eine angemessene elterliche Antwort entscheidend dazu bei, dass dem Kind ein Umgang mit beunruhigenden oder schmerzvollen Erfahrungen gelingen kann und entsprechende Repräsentanzen aufgebaut werden.

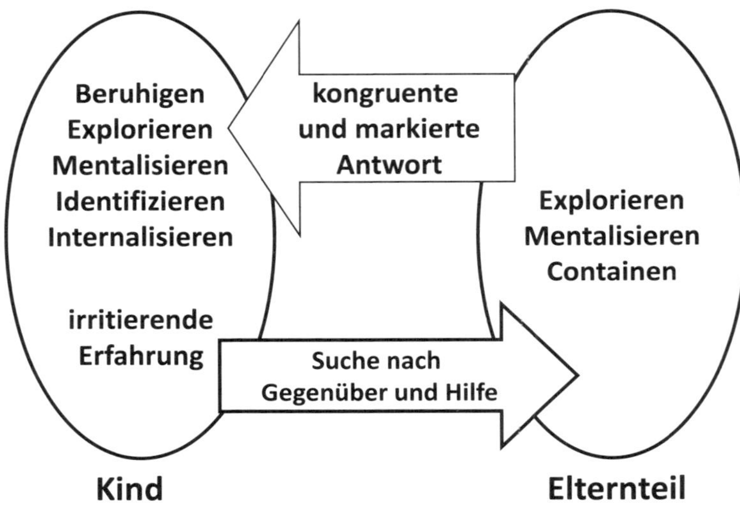

Abb. 5: Elterliches Antworten und Repräsentanzenbildung

3.2.6 Markiertes Spiegeln

Mit markiertem Spiegeln ist gemeint, dass Eltern dem Kind seine mentalen Zustände nicht eins zu eins affektangesteckt, sondern verarbeitet (contained) und damit leicht verfremdet als elterliche Antwort zurückgeben.

Der Unterschied zwischen moduliertem (markiertem) und unmoduliertem Verhalten seiner Eltern zeigt dem Kind, ob sie ihm seinen Kindeszustand spiegeln oder ob es um unmittelbare (nicht markiert kommunizierte) elterliche Bedürfnisse und Probleme geht.

Markierung geschieht meist nicht bewusst. Die elterliche Fähigkeit, sich auf die kindlichen Erlebensweisen und Bedürfnisse einzulassen, aber sie danach auch wieder mit Abstand aus dem elterlichen Blickwinkel zu betrachten, genügt für den Verfremdungseffekt. Die Funktionen des Containing und Mentalisierens werden dem Kind durch die Eltern-Kind-Interaktion zur Verinnerlichung angeboten, ebenso die Modulation heftiger Affekte und das Erleben der Subjekt-Objekt-Grenze (Bolm 2014b).

Unmarkiertes Feedback, gewissermaßen eine ungefilterte Eins-zu-eins-Reaktion auf das Kind, wird dagegen vom ihm als das originäre Gefühl der Eltern interpretiert. Dies zeigt *Abbildung 6.*

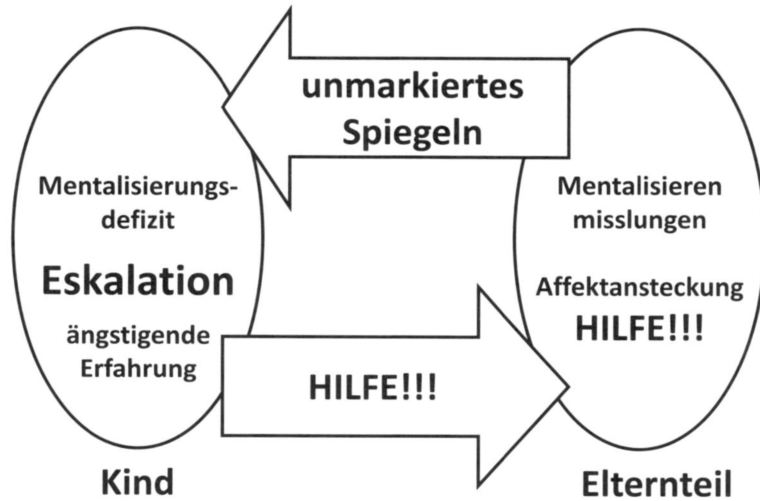

Abb. 6: Unmarkiertes elterliches Antworten

Wenn ein ängstliches Kind elterliches Mentalisieren erfährt und seine Angst von den Eltern eingestimmt, aber beruhigend gespiegelt bekommt, deaktiviert sich das Bindungssystem, und es kann eine Haltung ruhiger Aufmerksamkeit und spielerischer Exploration einnehmen. Unzählige solcher Interaktionen prägen schließlich seine Repräsentanzenwelt.

Wenn es dagegen erlebt, dass die Eltern vom Affekt oder Problem massiv überfordert sind, kann es sich nicht beruhigen. Interpretiert es gar die elterliche Angstreaktion so, dass es mit seinen Affekten deren Angst hervorruft, so fördert dies extrem unmodulierte heftige Affekte (Äquivalenzmodus) und Eskalationen.

3.2.7 Kongruentes Feedback

Kongruentes elterliches Feedback bedeutet, dass die Reaktion genau auf den mentalen Zustand des Kindes abgestimmt ist. Das Kind erlebt sich verstanden, bezogen und validiert. Kongruentes Feedback erlaubt Kindern eine adäquate Zuschreibung von Kontext und sozial vermittelter Bedeutung.

Mit Hilfe eines kongruenten Feedbacks kann das Kind seine Bedürfnisse und Affektäußerungen in ein integriertes Bild von sich einbauen. Damit wird der Anstoß zum Aufbau eines differenzierten Selbstkonzepts und dessen Metarepräsentanz gegeben.

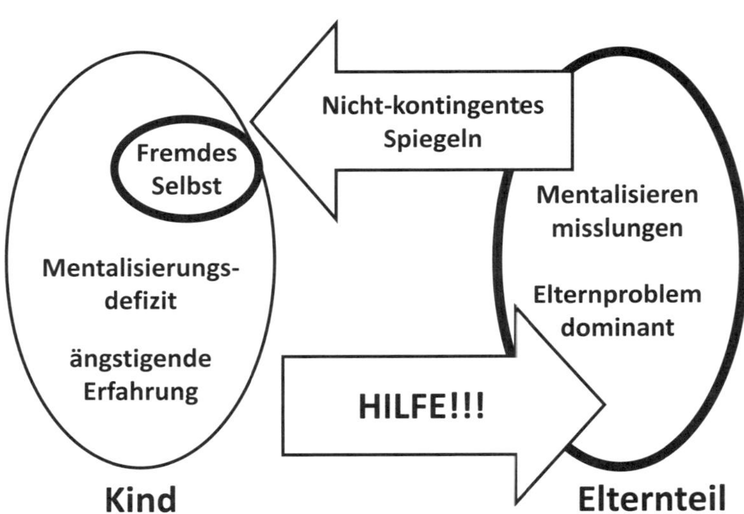

Abb. 7: Nichtkongruentes elterliches Antworten

Nicht kongruentes Feedback fördert dagegen die Bildung von Selbstrepräsentanzen, die sich an den Bezugspersonen ausrichten, wie *Abbildung 7* zeigt. Sie koppeln eigene, spontane Affekte daran, was sie als Bedürfnisse, Normen- und Wertesystem von ihren Eltern zu spüren bekommen. Diese partielle Pseudoidentität nennt die Arbeitsgruppe um Fonagy in Anlehnung an Winnicott (Winnicott 1983) „fremdes Selbst" (Fonagy et al. 2002, dt. Übersetzung, S. 19).

Dieses fremde Selbst kann später in bindungsrelevanten Situationen und bei heftigen Affekten reaktiviert werden. Dann wird das Kohärenzerleben des Selbst brüchig, Menschen erleben sich bestimmt von für sie unerklärlichen Strebungen und ihre Angst nimmt zu. Externalisierung kann nötig werden als Schutz vor Fragmentierung. *Abbildung 8* verdeutlicht diese Zusammenhänge.

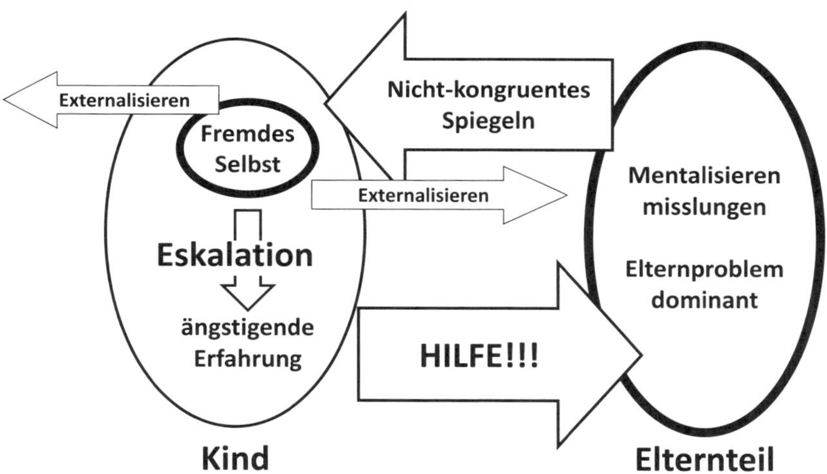

Abb. 8: Externalisierungen als Entlastung des Selbsterlebens

Eine Einzelsituation, die sich für die Entwicklung eines kindlichen Erlebensmusters natürlich viele Male auf ähnliche Weise wiederholen muss, soll inkongruentes Feedback verdeutlichen:

Inkongruentes Feedback
Ein kleines Mädchen ist wütend auf seine Kindergartenfreundin, die ihr das Spielzeug kaputt gemacht hat und kommt weinend vor Wut zur Mutter. Diese ist wegen einer kürzlichen Trennung depressiv, reagiert verlangsamt und ohne das Gesicht zu verziehen. Sie hat große Schwierigkeiten, sich auf die Affekte ihrer Tochter einzustellen. Mit traurigem Gesichtsausdruck vermittelt sie ihr, das Leben sei sowieso eine einzige Enttäuschung. Schließlich versucht sie, ihre Tochter dazu zu bringen, mit ihr zusammen die Traurigkeit tapfer „wegzulächeln". Das Mädchen koppelt ihre spontane Wut mit der resignativen Bedeutung und der Verleugnung, die ihr ihre Mutter vermittelt.

Gleichzeitig unmarkiertes und inkongruentes Feedback zeigt sich im folgenden Beispiel:

Inkongruentes und unmarkiertes Feedback
Ein Sohn kommt mit dem Spielzeuggewehr des Nachbarjungen und will voller Indianergeheul spielerisch und ödipal rivalisierend seinen Vater „erschießen". Der ist im Krieg traumatisiert worden, kann deshalb das Spiel des Sohnes nicht als „Kämpfchen" einordnen und gerät sofort und immer wieder in ähnlichen Situationen in Panik und Wut. Beides kann er nur mühsam bei sich selbst kontrollieren, sein wut- und angstverzerrtes Gesicht spricht Bände. Das Kind koppelt allmählich seine spontane und spielerische Aggression mit allen bedrohlichen Affekten und kompensatorischen Kontrollbedürfnissen seines Vaters.

Diese Beispiele verdeutlichen, wie sich die eigene Identitätsentwicklung und die Fähigkeiten zum spielerischen Umgang mit Realität und verschiedenen Perspektiven im Kontakt mit den wichtigsten Bezugspersonen herausbildet bzw. behindert wird. Eine wichtige Folge der Mentalisierungsentwicklung ist somit ein zuverlässiges Gefühl für sich selbst und den anderen: Fühle ich mich verstanden, meint sie mich? Redet er eigentlich über sich selbst, wenn er mich anspricht? Wenn das Gegenüber oder ich selbst einen bestimmten Tonfall zeige, was bedeutet das?

Zusammengefasst könnte dies auf die Frage reduziert werden, ob wir mit unserer Selbst- und Fremdwahrnehmung und Menschenkenntnis zuverlässige Informationen über uns und andere gewinnen können, Informationen, die uns ein Vertrauen in uns und unsere sozialen Beziehungen gibt (Epistemic Trust, Fonagy et al. 2015, 2019). Dies schenkt uns Sicherheit und Gelassenheit, die wiederum das vertiefte Mentalisieren stärken.

Im nächsten Abschnitt wird dies noch weiter vertieft und der Bezug zu pathologischen Entwicklungen hergestellt.

3.3 Misslingende Bindung, Trauma und Mentalisierungsstörung

Psychische und physische Vernachlässigung, psychische und physische bzw. sexuelle Gewalt, psychische oder schwere körperliche Krankheiten oder sehr belastende äußere Lebensumstände können die Qualität der Affektabstimmung zwischen dem Kind und seinen primären Bezugspersonen schwer beeinträchtigen. Eine Bindungsstörung kann die Folge sein.

Wenn sich auf diese Weise das kindliche Sicherheitsgefühl nicht gut entwickelt, ist dies eine mögliche Basis für psychische Überforderungen und die Notwendigkeit psychischer und psychosozialer Abwehrmechanismen in späteren Lebensphasen. Zum anderen leidet unter der beeinträchtigten Bindungsbeziehung die gesamte Entwicklung der Mentalisierungsfähigkeit, wie verschiedene Autoren mit Hilfe entwicklungspsychologischer Experimente zeigen konnten (Zusammenfassung bei Fonagy et al. 2002).

Ist die Mentalisierungsfähigkeit nicht verfügbar, dann sind die Identitätsentwicklung, die Bindung, die Subjekt-Objekt-Trennung und das Kohärenzerleben des Selbst beeinträchtigt.

Jugendliche und Erwachsene, deren Identitäts- und Kohärenzgefühl auf diese Weise ständig bedroht ist, können die Beziehung zu anderen oder dem eigenen Körper so gestalten, dass sie für die Sicherstellung ihrer Bedürfnisse einen hohen Preis bezahlen: Streitereien, ständige Trennungen und Versöhnungen, Promiskuität, Selbstverletzungen, Essstörungen und Suchtverhalten. Dies kann im Wechsel mit resigniertem Rückzug oder völligem Fehlen eines stabilen Bindungsmusters geschehen. Hier findet sich die Entsprechung zu dem, was bei Kindern ein desorganisierter Bindungstyp genannt wird. Solche pathologischen Entwicklungen sollen im nachfolgenden Abschnitt noch näher erläutert werden.

Strukturelle Entwicklungsstörungen können zu schneller Überforderung durch Komplexität und Intensität interpersoneller und intrapsychischer Prozesse führen. Die Folge dieser strukturellen Störung ist eine dauerhaft hohe Anfälligkeit für Angst und damit für die Überaktivierung des Bindungssystems.

Um das Unerträgliche abzuwenden oder zu regulieren, muss eine andere Person oder ein Hilfsmittel unmittelbar und konkret für die Entschärfung der Situation oder die Modulation des eigenen Zustands verfügbar sein, sonst gewinnt ein existenzielles Bedrohungsgefühl die Oberhand über das eigene Erleben.

Viele durch die Beeinträchtigung mentalisierender Ich-Funktionen notwendigen reparativen Mechanismen münden im Erwachsenenalter in unterschiedlichen komplexen psychischen Krankheitsbildern, so zum Beispiel in Angsterkrankungen, Essstörungen, somatoformen und dissoziativen Störungen oder Suchtentwicklungen (Bateman / Fonagy 2012, Bolm 2010).

Unter der stark beeinträchtigten Fähigkeit, sich bei Anspannung selbst zu beruhigen, leidet auch das Explorationsvermögen extrem, wie bereits im Abschnitt über Bindungstheorie dargestellt wurde. So kann eine starke Unruhe in Verbindung mit eingeschränkten kognitiven Fähigkeiten und Einschränkung der Lernfähigkeit entstehen. Solch ein Krankheitsbild sollte nicht mit einer Aufmerksamkeitsdefizit-Hyperaktivitätsstörung (ADHS) auf genetischer Basis gleichgesetzt werden, denn strukturell beeinträchtigte Menschen benötigen eine andere Form von Therapie als die Kombination von Coaching und Psychostimulanzien.

Die neurobiologische Erklärung für eine kurzzeitige Unterdrückung des Mentalisierens ist, dass die massive Aktivierung der hormonellen Stressachse mit einer kurzfristigen Beeinträchtigung wichtiger regulativer Hirnfunktionen einhergeht. Die Neurotoxizität eines stressbedingten Überangebots von Cortisol kann die langfristige Entwicklungsbeeinträchtigung erklären. Dies sind jedoch nur einige Faktoren, die traumatischen Stress so schädlich machen. Ein Überblick findet sich bei Sachsse (2004).

3.4 Abwehrphänomene bei Neurosen und Persönlichkeitsstörungen

Wenn hinreichend schützende Ich-Funktionen vorhanden sind, bleiben Zusammenhänge, die unerträgliche Angst auslösen würden, unbewusst. Das kann im Sinne neurotischer Abwehrmechanismen geschehen, oder als Verleugnung oder Dissoziation, wenn sich die strukturellen Fertigkeiten zur Wahrnehmung oder Verarbeitung dieser bedrohlich empfundenen Inhalte nicht hinreichend entwickeln konnten. Auch der traumatisch bedingte Verlust bereits erworbener struktureller Fähigkeiten ist möglich.

Sowohl eine konfliktbedingte emotionale Überforderung als auch ein strukturelles Entwicklungsdefizit oder eine traumatisch bedingte Dissoziation können zu einem generellen oder partiellen Defizit des Mentalisierungsvermögens führen.

Abwehrmechanismen, die eine eingeschränkte Realitätswahrnehmung zur Folge haben, wie Verdrängung, Verleugnung, Dissoziation oder Spaltung, können dem Als-ob-Modus der Realitätswahrnehmung zugeordnet werden.

Die Notwendigkeit von Abwehrphänomenen ist also eng mit der innerpsychischen Integrationsfähigkeit, anders gesagt mit der Mentalisierungsfähigkeit verbunden.

Widerstand gegen Bewusstwerdung kann als Defizit an mentalisierender Aktivität angesehen werden.

Widerstand macht auf einen erhöhten Bedarf an gemeinsamer mentalisierender Aktivität innerhalb der therapeutischen Beziehung aufmerksam.

Die Gefahr bei länger anhaltenden Mentalisierungsstörungen ist, dass nicht nur die Wahrnehmung unmittelbarer Affekte und Kognitionen beeinträchtigt ist, sondern bei Kindern und Jugendlichen auch die Reifung der emotional-kognitiven Wahrnehmungs- und Verarbeitungsfunktion unterdrückt wird. Psychologisch interpretiert kann man sagen, dass manche Realität zu schmerzvoll ist, der Einblick in die Motivation eines missbrauchenden Elternteils zu schrecklich, die Begründung einer prügelnden Mutter zu absurd, als dass sich eine kohärente Repräsentanz für individuelle Wünsche, Begründungen und Motivationen entwickeln könnte.

Auf diese Weise kann es geschehen, dass dauerhaft oder massiv verängstigte, traumatisierte oder vernachlässigte Kinder keine stabilen Mechanismen im Umgang mit den Herausforderungen innerer und äußerer Realität entwickeln. Stattdessen benötigen sie die unmittelbare und physische Nähe einer vertrauten, bzw. bindungsrelevanten Person, um sich vor der realen Schreckenswelt und der innerpsychischen Heftigkeit des Äquivalenzmodus zu schützen.

Wenn Eltern, die solchermaßen dringend gebraucht werden, ihren Kindern vor allem ihre eigene elterliche emotional-kognitive Unzugänglichkeit, Überforderung und Bedürftigkeit vermitteln, so zeigt sich dies in der sich entwickelnden Innenwelt des Kindes. Fonagy nennt das resultierende Introjekt in Anlehnung an Winnicotts Begrifflichkeit des falschen Selbst (Winnicott 1983) das fremde Selbst (Fonagy et al. 2002, dt. Übersetzung, S.19). In Situationen affektiver Anspannung oder Angst kann dieses fremde Selbst wieder aktiviert werden. Wegen des psychisch nicht oder nur partiell integrierten Charakters dieses fremden Selbst droht bei seiner Aktivierung ein Kohärenzverlust, das heißt, das Selbsterleben wird als brüchig und gefährdet erfahren.

Die Herausbildung des fremden Selbst ist besonders heikel, wenn sie im Täter-Opfer-Kontext stattfindet (Täterintrojekt). Denn im späteren Leben kann Angst oder intensive Gefühlsregung stereotyp das „fremde Selbst" aktivieren. Die damit heraufbeschworenen heftigen Gefühle erfordern dann nebenwirkungsreiche Selbstschutzmaßnahmen, wie Dissoziation, Somatisierung, Selbstverletzung oder Sucht. Der Als-ob-Modus sollte in diesem Kontext nicht als negativ, weil hinderlich für die Integration von Erlebensanteilen, sondern als defensive Notwendigkeit zur Dissoziation aufgefasst werden.

Dissoziation gefährdet ihrerseits erneut ein kohärentes Selbsterleben. Das führt wiederum zu Copingstrategien, z. B. im interaktionellen Bereich zu vermehrter Externalisierung oder der Suche nach Bezugspersonen mit vertrauten (Täter-) Eigenschaften.

Kontakte werden daraufhin ausgesucht, ob sie sich vertraut anfühlen oder auf der Stelle Hilfe und Beruhigung versprechen, z. B. in Form von sofortiger Rettung, magischer Erlösung, Durchgreifen, rücksichtslosem Nachfragen und Anpacken ohne Rücksicht auf die Risiken. Dann wird Kontakt um jeden Preis gesucht, auch in Form misshandelnder und gewalttätiger Kontakte. Deshalb ist das Risiko für die Wiederholung (selbst-) zerstörerischer, vernachlässigender oder gewalttätiger Beziehungen hoch.

Die verzweifelte Suche traumatisierter und mentalisierungsgestörter Menschen jeden Lebensalters nach Sicherheit, Kohärenz des Selbsterlebens, Selbstwirksamkeit und Spannungsreduktion führt nicht nur zur Abhängigkeit von anderen Menschen, sondern auch von unmittelbar physisch entlastenden Erfahrungen (teleologischer Modus). Dafür wird oft der eigene Körper eingesetzt und das eigene Denken und Fühlen durch Erfahrungen von Schmerz, Blutsehen, Hungern, Essanfällen, Erbrechen oder Intoxikation beeinflusst.

Wenn die Angst steigt, die Anteile des fremden Selbst vermehrt aktiviert werden und Externalisierungsmöglichkeiten keine Erleichterung mehr bewirken können, dann erscheinen den Betroffenen nicht selten Suizidfantasien oder letztlich der Suizid als letzter Ausweg.

3.5 Kennzeichen der Mentalisierungsstörung

Mentalisierungsstörungen können auf ganz verschiedene Art und Weise bemerkbar werden, z. B. durch

- inkohärente und unrealistische Selbst- und Fremdwahrnehmung
- mangelnde Subjekt-Objekt-Differenzierung
- fehlende Identitätssicherheit bis hin zur dissoziativen Identitätsstörung
- hohe Projektionsbereitschaft wegen fehlender Unterscheidung zwischen Fantasie und Realität
- Probleme mit der Nähe-Distanz-Regulierung
- beeinträchtigte Affektwahrnehmung und –regulation,
- ungenügende Spannungsregulation bzw. Fähigkeit zur Selbstberuhigung
- interpersonelles Ausagieren eigener Probleme, statt sie intrapsychisch oder mit dem Gegenüber mit sprachlichen Mitteln zu klären
- Angewiesensein auf unmittelbar spürbare Präsenz des anderen, dafür Einsatz aller interpersonell wirksamen Mittel ohne Rücksicht auf die „Kosten“ eines vom Gegenüber eventuell als manipulativ erlebten Verhaltens
- Einsatz partieller Mentalisierungsfähigkeiten zur funktionalisierenden Beeinflussung anderer
- Hyper- und Pseudomentalisieren

Zusammenfassend sind in *Tabelle 1* die Kriterien guter und eingeschränkter Mentalisierungsfähigkeit gegenübergestellt.

Tab. 1: Kriterien guter und beeinträchtigter Mentalisierungsfähigkeit

Mentalisierungsfähigkeit	gut	beeinträchtigt
Modus Realitätswahrnehmung	reflektierend, intentional	Äquivalenz-, teleologisch oder Als-ob-
Realitätserleben	angemessen, flexibel, spielerisch	überwältigend oder bedeutungslos
Selbsterleben	kohärent, integriert	fremdes Selbst, dissoziiert
Identität	sicher	diffus, dissoziiert

3.6 Hyper- und Pseudomentalisieren

Zwei besondere Risiken für Fehlinterpretationen bei mentalisierungsgestörten Patienten sollen zum Abschluss des Theorieteils noch erklärt werden, weil sie sich als hartnäckiges Therapiehindernis erweisen können. Es geht um Zustände, in denen Patienten zwar intensiv über sich nachdenken, aber keine Therapiefortschritte machen. Durch das mentalisierend anmutende Erscheinungsbild können solche Zustände Therapeuten auf die falsche Fährte bringen.

Hypermentalisieren ist ein panisches Nachdenken und ruheloses Grübeln, das nicht zu einer produktiven Integration verschiedener Selbstanteile und zur Entwicklung vertiefter mentalisierender Fähigkeiten führt.

Hypermentalisieren kann als Ausdruck von Angst aufgefasst werden und vermittelt in der verzweifelten Suche nach möglichen psychologischen Erklärungen für den momentanen Zustand (indirekt) dem Therapeuten deutlich den Angstaffekt. Dieses Nachdenken über Probleme findet oft in einem Misch- oder Übergangszustand von Äquivalenz- zum Als-ob-Modus statt, in dem der Patient einerseits überwältigt von seiner Angst ist, dies aber andererseits kognitiv zu kompensieren versucht.

Pseudomentalisieren ist eine psychologisierende Kommunikation, die sich reflektierend anhört, aber oft stereotyp und nur oberflächlich angelernt wirkt, ohne dass tatsächliches Mentalisieren oder ein Veränderungsprozess stattfindet.

Pseudomentalisieren ist eine unbewusste Anpassung an die vermeintlichen Wünsche der sozialen Umgebung des Patienten, von der er meist gehalten, beruhigt oder geschont werden will. Diese Ausformung des Als-ob-Modus kann fester Bestandteil einer Charakterpathologie werden. Der bedrohliche Affekt vermittelt sich hierbei aber gerade nicht, denn der Patient bemerkt seine Affekte und Konflikte selbst nicht. Es stehen ihm keine anderen Werkzeuge zur Verfügung als Anpassung und gegebenenfalls Unterwerfung unter die von ihm vermuteten Erwartungen. Also übernimmt er den Sprachduktus der ihn umgebenden Kultur, benutzt die Ausdrucksweise seines Therapeuten oder formuliert Pseudoziele. Im Vordergrund steht die dauerhafte Verfügbarkeit des Sicherheit gebenden anderen, der Gruppe, der Station, etc.

Wegen der technischen Schwierigkeiten, in die Therapeuten jeder Fachrichtung durch Pseudomentalisieren kommen, ist dem Umgang mit diesem Phänomen ein Abschnitt im Interventionsteil dieses Buches gewidmet.

Abschließend wird zu diesem Theoriekapitel eine Überprüfungsmöglichkeit in Form einer Checkliste angeboten (*Tab. 2*).

Tab. 2: Checkliste Basiswissen Mentalisieren

Checkliste Basiswissen Mentalisieren	+	~	–
Definition Mentalisieren			
Äquivalenz-, Als-ob-, reflektierender Modus			
Intentionale vs. teleologische Interpretation der Realität			
Interaktion Bindungs- und Explorationssystem			
Markiertes und kongruentes Feedback			
Auswirkungen von Traumata auf Mentalisieren			
Das fremde Selbst und seine Externalisierung			
Pseudo-und Hypermentalisieren			

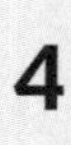
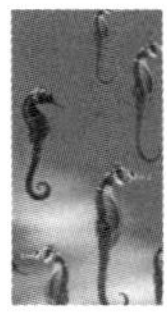

4 Der therapeutische Prozess

4.1 Schlussfolgerungen aus der Mentalisierungstheorie für die Behandlung

Schwer strukturell beeinträchtigte Patienten haben keinen stabilen Zugriff auf viele ihrer komplexen Ich-Funktionen, u. a. auf ihre Mentalisierungsfähigkeit.

Wenn Therapie eine progressive Entwicklung einleiten soll, dann ist es wichtig, dass nicht nur das Anspannungsniveau, sondern auch die Anforderungen an die Mentalisierungsfähigkeit in einem Bereich bleiben, in dem eine unproduktive Überforderung vermieden und eine progressive Entwicklung im Umgang mit heiklen Situationen und Zuständen ermöglicht wird.

In ihrer Mentalisierungsfähigkeit beeinträchtigte Menschen sind in Gefahr, von heftigen Fantasien, Intrusionen und dazugehörigen Affekten überwältigt zu werden (Äquivalenzmodus) und deswegen kompensatorisch Erlebensanteile dissoziieren zu müssen (Als-ob-Modus). Oder sie verbleiben in einem unveränderten Zustand von Anpassung, Rationalisieren, Intellektualisieren und Psychologisieren (ebenfalls Als-ob-Modus) und können Psychoedukation, Skillstraining oder Deutungen nur in entspanntem Zustand für sich nutzen.

Wenn die zu bearbeitenden Problembereiche in zu hoher Intensität in die Therapie drängen, ist die Gefahr von Überforderung gegeben. Oder die Konflikte werden aus der Therapie herausgehalten mit der Gefahr, dass keine Veränderung möglich ist, Spannungen nur mit dem oder am eigenen Körper bzw. interpersonell ausagiert werden und nicht genügend in die Bearbeitung kommen. Dekompensationen, Stagnation oder Therapieabbrüche können die Folge sein.

Daher müssen therapeutische Strukturen und Prozesse von sicherheits- und mentalisierungsfördernden Behandlungsstrategien geprägt sein, sonst wird iatrogen die Fähigkeit zur Entdeckung, Auseinandersetzung und Veränderung pathogener Erlebens- und Verhaltensmuster erschwert bis verhindert. Dies gilt für Patienten und Therapeuten.

Patienten und Therapeuten benötigen das Erleben hinreichender innerer und äußerer Sicherheit und Selbstwirksamkeit. Sicherheit und Selbstwirksamkeit deaktivieren das Bindungssystem und reduzieren damit die unmittelbare physische Bedürftigkeit nach einem rettenden anderen und die Notwendigkeit unmittelbaren Ausagierens. Die Chance für einen mentalisierenden Umgang mit Problemen steigt.

Der Behandlungsrahmen und -ablauf muss klar, transparent aber auch flexibel genug sein. Er berücksichtigt den Systemkontext und sieht Schwierigkeiten an den Settinggrenzen, zum Beispiel am Übergang von Therapie zu Alltag oder zur Nachbehandlung im Lichte des Behandlungsfokus (Bolm 2014c). Die Vorbereitung darauf, dass Schwierigkeiten mit dem Rahmen genauso wie andere Probleme Gegenstand der fokalen Bearbeitung sind, verbessert das Verständnis des Patienten für die manchmal nötigen harten Auseinandersetzungen über stabile Therapiebedingungen. Außerdem hilft es, unvermeidliche Verlassenheitsängste an den Settingübergängen in einem mentalisierenden Prozess bearbeitbar zu halten.

Die Hierarchisierung der Behandlungsziele muss sich auf die individuellen Gefährdungen, Neigungen zum Ausagieren am eigenen Körper und auf die Erfassung und Veränderung interpersoneller Muster von Acting-out einstellen. Insbesondere ist damit zwischenmenschliches Verhalten gemeint, welches Grenzüberschreitungen, Missbrauch, Gewalt, Vernachlässigung oder Ausbeutung fortschreibt. Diese Hierarchisierung ist eine gute Gelegenheit für den Therapeuten, schon bei der Erörterung der Gefährdungen das Mentalisieren vorzuleben. Dabei sollte therapeutisch weder einseitig auf von außen beobachtbares Verhalten noch nur auf die Innenwelt fokussiert werden. So kann der Gefahr einer nicht mentalisierenden Pseudotherapie am besten begegnet werden.

Wenn nicht mentalisierende, dissoziative oder neurotische Selbstschutzmechanismen auftreten, muss die Zumutbarkeit von Integrationsschritten für Abgewehrtes sorgfältig abgewogen werden.

Es kann nicht überschätzt werden, wie hilfreich es ist, die Abwehr erst zu würdigen, ehe das Abgewehrte bearbeitet wird. Empathie für notwendiges Nichtmentalisieren ist hilfreich.

Ein wichtiger Faktor für das Sicherheitserleben des Patienten ist die für ihn spürbare Präsenz des Therapeuten. Wenn er nicht mit zugewandter und zugleich abgegrenzter Präsenz erfahrbar ist, dann erzeugt er im Patienten unnötige Ängste und forciert möglicherweise dessen dysfunktionale Bewältigungsstrategien. Das Anwachsen einer Übertragungsneurose mit ihrer heftigen Emotionalität ist zur Bearbeitung existenzieller Ängste bei deutlichen strukturellen Störungen weder nötig – denn sie treten sehr niederschwellig auf – noch wünschenswert. Eine „mittlere emotionale Betriebstemperatur" ermöglicht deutlich mentalisierungsgestörten Patienten am ehesten, psychische Integrationsleistungen und Veränderungsschritte vorzunehmen.

Wichtiger Bestandteil einer mentalisierungsfördernden Therapie ist es, sich über Ziele der Behandlung, Strategien, Methoden und den notwendigen Rahmen zu einigen. Die Verhandlungen darüber müssen zu Beginn der Behandlung und bei jeder Irritation so viel Raum bekommen, wie nötig ist, um eine Verständigung und damit eine hinreichend sichere Arbeitsgrundlage zu erreichen. Die Einengung der Sichtweise der Verhandlungspartner (Äquivalenz-, Als-ob- oder teleologischer Modus, Pseudomentalisieren) stellt dabei ein besonderes Hindernis dar, weil etwa die Tragweite eines Behandlungsvertrags dann kaum erfasst werden kann.

Das Erleben von hinreichender Sicherheit, besonders bei belastenden Gesprächsinhalten und therapeutischen Auseinandersetzungen, muss ein Hauptziel der therapeutischen Kommunikation sein. Damit ist kein Schmusekurs gemeint, sondern es geht darum, auch in herausfordernden Auseinandersetzungen eine tragfähige Verbindung aufrechtzuerhalten. Komplizierte emotional-kognitive Kommunikation, komplizierte Verträge oder harsche Sanktionen während beängstigender oder aggressiver Auseinandersetzungen kappen diese Verbindung und erzeugen trotz guter Absichten häufig Verlassenheitsgefühle, Ohnmacht, Ärger, Machtkämpfe, Therapieabbruch oder unproduktive Unterwerfung.

Entschieden, frühzeitig und offensiv müssen die Auseinandersetzungen um die Erhaltung einer für gemeinsames Mentalisieren genügend sicheren Therapiekultur geführt werden, denn sie stellt das Fundament für jede progressive Entwicklung dar. Dafür steht der Therapeut bzw. das Behandlungsteam mit all seiner zur Verfügung stehenden Präsenz ein.

Nicht nur Patienten, auch Therapeuten können überfordert sein und vorübergehend ihre Mentalisierungsfähigkeit verlieren. Dies geschieht vor allem, wenn existenzielle Probleme vorwiegend szenisch oder als Krise der therapeutischen Beziehung in die Behandlung gelangen. In potenziell oder real überfordernden Situationen kann Basiswissen über Stressphysiologie, Traumafolgen, Übertragung und Mentalisieren sowohl für Patienten wie auch Therapeuten hilfreich sein, um wieder Spielraum für produktive Bewegung zu gewinnen. Je leichter begreiflich dieses Basiswissen ist, desto krisentauglicher erweist es sich, denn es sind keine komplizierten kognitiven Operationen nötig, um die Inhalte abzurufen. Aus diesem Grund ist die Etablierung von krisentauglichem Basiswissen eine mentalisierungsfördernde Maßnahme.

4.2 Diagnostik der Mentalisierungsfähigkeit

Allgemeine Kriterien von Mentalisierungsfähigkeit

Das Ausmaß der Mentalisierungsfähigkeit bildet sich bei jeder sorgfältigen Beziehungs-, Konflikt- und vor allem Strukturdiagnostik ab. Besonders gut kann sie in bindungsrelevanten Situationen oder beim darüber Erzählen eingeschätzt werden, z. B. bei Sehnsucht, bei Verlust (-ängsten), bei starker emotionaler Nähe oder generalisiert bei starker emotionaler Beteiligung in Beziehungen. Kann ein Mensch sich und andere auch in solchen Zuständen realistisch und kohärent wahrnehmen, über verschiedene Sichtweisen nachdenken und dabei den Bezug zu seinen Gefühlen und zum anderen nicht verlieren? Kann er sich und anderen Personen neben der physikalischen oder unmittelbar spürbaren Realität (teleologische Haltung) auch ein mentales Innenleben von Bedürfnissen, Wünschen und Antrieben zubilligen (Intentionalität) und frei für die Exploration des Unbekannten und Irritierenden sein?

4.2.1 Mentalisierungsdiagnostik mittels OPD

Die Operationalisierte Psychodynamische Diagnostik (OPD) (Arbeitskreis OPD 2006) ist im deutschsprachigen Raum weit verbreitet. Sie erlaubt einen halbstandardisierten Zugang zur Erfassung der Mentalisierungsfähigkeit. Jedoch steht bislang der Brückenschlag zur Kategorisierung und Nomenklatur des Mentalisierungskonzepts aus.

Die Strukturfoki der OPD sind Selbst- und Objektwahrnehmung, Selbststeuerung und Regulierung des Objektbezugs, Kommunikation nach innen und außen und Bindung. Sie bilden allesamt Teile der Mentalisierungsfähigkeit ab, wenngleich das Mentalisieren die übergeordnete, integrierende Fähigkeit ist.

In der Beziehungs- und Strukturdiagnostik der OPD finden sich viele Möglichkeiten, die Fähigkeit zum Mentalisieren den verschiedenen strukturellen Integrationsniveaus zuzuordnen. Dies kann hervorragend in die Standardaufnahmeprozedur einer Klinik, Ambulanz oder Praxis eingebaut werden. Im Rahmen der OPD werden Beziehungsepisoden erfragt, die sich sehr gut dazu eignen, um herauszufinden,

- ob Patienten über ein konkretistisches Verständnis der Realität hinaus über Repräsentanzen des Mentalen verfügen,
- ob sie ganz von ihren eigenen Projektionen bestimmt sind oder ein realistisches Bild von den eigenen Motivationen und Sichtweisen und denen des Gegenübers haben,
- ob ihre Explorations- und Regulationsfähigkeiten auf eine ausgeprägte Mentalisierungsfähigkeit schließen lassen.

Das zirkuläre OPD-Modell zur Beziehungsdiagnostik gegenseitiger, interaktioneller Beeinflussung bietet eine hervorragende Basis an, um das wechselseitige Erleben und das daraus resultierende Verhalten bei jedem Schritt auf das Vorhandensein von Informationen zu mentalisierender Aktivität zu untersuchen.

In der Vorbereitung der MBT sollte das OPD-Zirkelmodell durch die Wünsche, Absichten und Motive der Beteiligten ergänzt werden.

4.2.2 Reflective Self Functioning Scale (RSFS)

Das bislang am umfangreichsten ausgearbeitete standardisierte Instrument zur direkten Erfassung der Mentalisierungsfähigkeit ist die Reflective Self Functioning Scale (Fonagy et al. 1998, Internetzugriff 20.12.2014), in der deutschen Version (Daudert 2002) Skala des Reflektiven Selbst (SRS) und durch eine weitere Arbeitsgruppe (Taubner et al. 2011, 2013) als Reflexive-Kompetenz-Skala (RKS) bezeichnet. Die Methode gibt Auskunft über die gesamte Spannbreite zwischen totaler Ablehnung jeder mentalisierenden Aktivität über die verschiedenen Grade von Mentalisierungsfähigkeit bis hin zum Pseudo- und Hypermentalisieren.

Die RSFS nimmt ein verschriftlichtes Adult Attachment Interview (AAI, Erwachsenenbindungsinterview) (Main/Goldwyn 1996) als Ausgangsmaterial. Der Text des halbstandardisierten Interviews über bindungsrelevante und gegebenenfalls traumatische Situationen wird linguistisch auf mentalisierende sprachliche Aktivität untersucht. Die einzelnen Abschnitte der Interviews werden anhand der von Fonagy und seiner Arbeitsgruppe (Fonagy et al. 1998) entwickelten Kategorisierung geratet, und am Ende wird ein Gesamtscore ermittelt. Dieser reicht von 0 = negative bzw. ablehnende RF bis 9 = außergewöhnlich hohe RF, der Durchschnitt der Bevölkerung zeigt Werte zwischen 4 und 5.

Wie Daudert (Daudert 2002) in ihrer Übersichtsarbeit ausführt, sind die Gütekriterien dieses Test gut, es zeigen sich keine signifikanten Zusammenhänge mit gängigen Persönlichkeitsinventaren, dagegen hohe korrelative Beziehungen der RF-Werte mit der Kohärenzskala sowie mit der sicheren Bindungsklassifikation im Erwachsenenbindungsinterview AAI ($r = 0{,}75$), der Selbstexplorations-Skala SE ($r = 0{,}53$, $p \leq 0{,}01$) sowie der OPD-Strukturachse ($r = 0{,}51$, $p \leq 0{,}01$).

Kritische Stimmen bemängeln den hohen Aufwand des Verfahrens und die Abhängigkeit des Grades des Reflecting Functioning von der Interviewsituation (Choi-Kain, Gunderson 2008).

Der signifikante Einfluss der Interviewsituation auf das Ergebnis bringt zwar gewisse Nachteile in quantitativ breit angelegten Forschungsdesigns mit sich. Er bildet aber andererseits die Bedeutung der aktuellen Beziehung für die in ihr möglichen Mentalisierungsvorgänge ab. Die RF-Messung passt entsprechend gut zu qualitativer Forschung, Verlaufs- und Interaktionsstudien. Auf die Messung des RF bauen die Untersuchungen zum Zusammenhang von Depression und Mentalisierungsstörung auf (Taubner et al. 2011, 2013).

4.2.3 Weitere Tests für die Mentalisierungsfähigkeit

Ursprünglich für die Untersuchung von Autismus entwickelt, untersucht der **„Reading the Mind in the Eyes"-Test (RMET)** (Baron-Cohen et al. 2001) mit übersichtlichem Aufwand, nämlich nur ca. 10 – 20 Minuten, die Zuschreibung von innerpsychischen Zuständen, wie Traurigkeit, Ärger, Freude, Überraschung, u. a. Komplexere Mentalisierungsfunktionen, die mit Beziehung und Bedeutung zu tun haben, sind mit diesem Test nicht erfassbar.

Levels of Emotional Awareness Scale (LEAS) heißt eine Untersuchungsmethode, die aus der Alexithymieforschung kommt (Lane et al. 1990). Mit etwa demselben zeitlichen Aufwand wie beim RMET sind hiermit deutlich komplexere metakognitive Ich-Funktionen zu bestimmen. Anhand von zehn standardisierten Situationen wird gemessen, wie bewusst ein Proband sich der eigenen Gefühle und derer ist, die sein Gegenüber möglicherweise hegt. Eine deutschsprachige Übersetzung liegt vor (Subic-Wrana et al. 2001).

Sehr alltagsnah ist der Test **„Movie for the Assessment of Social Cognition" (MASC)** ausgerichtet (Dziobek et al. 2006). Ein 15-minütiger Film mit einer Handlung, in welcher komplexe Ein- bis Mehrpersonensituationen vorkommen, wird im Mittel alle 20 Sekunden pausiert, sodass der Proband Multiple-Choice-Fragen zu den Emotionen, Kognitionen und Intentionen der Protagonisten beantworten kann.

Die israelische Arbeitsgruppe um Shamay-Tsoory veröffentlichte 2007 (Shamay-Tsoory / Aharon-Peretz 2007) erstmalig eine Untersuchung zu Aspekten von Empathie mit Hilfe des Tests **YONI**. Kognitive wie affektive Aspekte von Mentalisieren werden genauso erfasst wie eine basale Zuordnung zu unmittelbaren eigenen Erfahrungen und dem Zugang zu den mentalen Zuständen anderer Personen.

Ein Vergleich eines dieser vier Tests mit dem „Goldstandard" der RSFS liegt bisher nicht vor. Einerseits liegt die Entwicklung und Etablierung von weniger aufwändigen Tests als der RSFS im Interesse besonders der breiten klinischen und wissenschaftlichen Anwendbarkeit. Andererseits ist eine so komplexe Ich-Funktion, wie die des Mentalisierens nur unter großen Zugeständnissen mit einfachen Mitteln zu untersuchen.

Selbstverständlich sollte die Diagnostik auch eine sorgfältige und nach Möglichkeit auch quantifizierbare Erhebung der Psychopathologie, besonders der Komorbidität, sowie der erlebten Lebensqualität, der Ressourcen und der sozialen und wirtschaftlichen Verankerung bzw. Probleme umfassen.

Sämtliche Faktoren, und seien sie auch noch so komplex, die dazu beitragen, dass die Therapie aufrechterhalten oder gefährdet wird, werden in die MBT-Behandlungsplanung einbezogen.

Denn eine hohe Komplexität des Krankheitsbilds erfordert auch eine komplexe Behandlung.

Nach der Diagnostik folgen die Indikationsstellung und die Vorbereitung auf die Therapie. Dies wird in den folgenden Abschnitten näher ausgeführt.

4.3 Indikationsstellung für MBT

Wenn kein Mentalisierungsdefizit vorliegt, können bereits bekannte, nicht auf Mentalisierungsförderung ausgelegte Therapiemethoden zur Anwendung kommen.

Die Indikation für MBT und aus der MBT abgeleitete Methoden sollte dann gestellt werden, wenn ein weniger komplexes Verfahren als MBT nicht aussichtsreich ist, Patienten mit komplexen oder aktuell sehr schweren psychischen Störungen weiterzuhelfen. Dies ist der Fall, wenn die Mentalisierungsstörung, sei sie kurz- oder langfristig, ein zentraler Bestandteil der Erkrankung oder ein zentrales Hindernis für den Behandlungserfolg ist. Wissenschaftlich belegt ist: MBT konnte besonders bei hoher Komplexität des Störungsbildes, insbesondere Achse-2-Komorbidität (nach DSM IV) seine Überlegenheit gegenüber einem lösungsorientierten verhaltenstherapeutischen Ansatz beweisen (Bateman/Fonagy 2013).

Selbstverständlich ist die Indikationsstellung ebenfalls davon abhängig, ob Patienten nach umfangreicher Information über verschiedene Therapiekonzepte ihre Hoffnung auf MBT setzen oder eine andere Vorgehensweise bevorzugen. Auch können für denselben Patienten zu unterschiedlichen Phasen seiner Genesung ganz verschiedene Strategien passend sein. Hierfür hält MBT ein differenziertes Spektrum an Behandlungsintensitäten und Settings bereit. Auch ist es möglich, zwischen MBT im engeren Sinne, wie sie manualisiert und wissenschaftlich untermauert in ihrer Wirksamkeit belegt ist, und MBT-orientierten („MBT-informed“) Strategien zu unterscheiden. Im letzteren Fall stellt die Mentalisierungsförderung einen Aspekt unter mehreren im Rahmen einer bereits bekannten Methode dar, aber die Umsetzung des Mentalisierungskonzepts kann nach strengen Therapietreuekriterien nicht als MBT eingeordnet werden.

Die aktuelle Mentalisierungsfähigkeit sollte bei jedem Patienten und bei jeder Veränderung überprüft werden, sodass auf Verbesserungen, aber auch auf Verschlechterungen flexibel reagiert werden kann. MBT ist kein starres Therapiegebäude, sondern gerade die situationsangemessene Flexibilität kennzeichnet das Verfahren.

Was die Differenzialindikation betrifft, muss betont werden, dass MBT sich nicht als generell überlegener Ersatz für bisherige Verfahren oder Methoden versteht. Zwar betont die Gruppe um Fonagy die schulenübergreifend zentrale Bedeutung von Mentalisierung für alle Psychotherapien, jedoch ohne einen Alleinvertretungsanspruch, wie das folgende Zitat verdeutlicht: „In sum, we consider our focus on mentalizing to be a refinement rather than an innovation.“ (Allen et al. 2008, 7)

Von partiell und implizit zur Verbesserung der Mentalisierung beitragenden Methoden unterscheidet sich die MBT jedoch durch ihren expliziten Fokus in der umfassenden Anwendung auf alle am Prozess beteiligten Prozesse und Strukturen.

4.4 Die Mentalisierungsbasierte Therapie

4.4.1 Vorbereitung

Die ersten Begegnungen innerhalb einer Behandlung dienen in der Regel der Kontaktaufnahme, Motivation und diagnostischen Erfassung von Symptomatik, Beziehung, Konflikt und Struktur sowie besonderen Risiken und Ressourcen, der Diagnosemitteilung, Erarbeitung von Therapiezielen und einer Einführung in die Behandlungsstrategien.

Die ersten Sätze des Patienten können ein ganz unterschiedliches Szenario aufbauen, an das Therapeuten anknüpfen können.

Ein Missbrauchsopfer berichtet

„Warum ich hier bin? Ich wurde von meinem 5. bis zum 14. Lebensjahr von meinem Erzeuger missbraucht. Immer, wenn er getrunken hatte, kam er so gegen 22.00 Uhr in mein Kinderzimmer. Dann begann „es“ immer mit […]. Er machte er weiter mit […]. Und dann […].“

Eine andere Patientin zeigt sich wesentlich reflektierender:

Probleme, sich zu binden

„Ich habe selbst gemerkt, dass ich keine Partnerschaft genießen und keine Arbeitsstelle zu Ende führen kann. Immer, wenn es eigentlich gut läuft, mache ich alles kaputt. Das macht mich ganz fertig, ich hasse mich dafür. Ich habe mir schon überlegt, ob ich vielleicht Angst davor habe, dass sich etwas Gutes plötzlich wieder als schlecht entpuppt, so wie früher bei meinen Eltern.“

Dieser Patient beginnt gleich mit einer Auseinandersetzung:

Konfrontationsangebot

„Ich komme zu Ihnen, weil ich Borderline habe. Ich habe alle Kriterien im Internet gefunden. Reicht das etwa nicht? Sie sind doch der Experte! Was wollen Sie denn noch von mir wissen?“

In der Regel sind Patienten mit starken interaktionellen Problemen nach ihren ersten „Eröffnungszügen“ darauf angewiesen, dass ihr Gegenüber in einer zur Therapie einladenden und ermutigenden Weise antwortet. In der MBT-Erstsituation empfiehlt sich kein passives langes Sich-Erzählenlassen über zehn bis 30 Minuten sondern, sich bei der ersten Gelegenheit berühren zu lassen und dann zügig das Behandlungsbedürfnis und die Hauptaffekte aufzugreifen.

Eine erschrockene Miene, Erstarrung, Passivität oder Rückzug des Therapeuten, ein kundiges, achtsames und zugleich neugieriges Nachfragen, ein invasives Nachbohren, Überfürsorglichkeit oder Übervorsichtigkeit oder überstülpendes „Wissen“ bzw. „Zutexten“ sind für Patienten erste implizite Hinweise, dass jetzt oder irgendwann einmal Vertrauen und gemeinsames Mentalisieren schwierig werden.

Bei Patienten mit Mentalisierungsstörungen sind anfangs besonders die Förderung einer vertrauensvollen Zusammenarbeit und die Reduktion von Ängsten und der damit verbundenen Abbruchgefahr wichtig.

In der Mentalisierungsbasierten Therapie kann diese Vertrauensarbeit näher spezifiziert werden: Bereits die Verständigung darüber, was den Patienten in die Therapie führt, die Diagnosefindung, -benennung und der daraus resultierende Fokus samt Therapieplanung sind dialogische mentalisierende Prozesse. Anders gesagt handelt es sich dabei nicht um einseitige, mehr oder weniger kundige Therapeutenschöpfungen, sondern um Koproduktionen.

MBT-Therapeuten vermeiden die Mitteilung anspruchsvoller Interpretationen, auch wenn sie nur als „Probedeutung“ gedacht sind, lange Gesprächspausen, um perfekt geschliffene Formulierungen zu finden, und emotional tiefgehende Deutungen. Dies gilt besonders für die Eingangsphase einer Behandlung.

Das gemeinsame Verhandeln über verschiedene Sichtweisen und Beschreibungen von Problemen und Erkrankungen charakterisiert von Beginn an eine MBT-Behandlung.

Weiterführendes Herausarbeiten von Bedeutungen wird als gemeinsamer kreativer Prozess angesehen. Der geschieht von der bewussten bzw. bewusstseinsnahen Oberfläche der sprachlichen und nichtsprachlichen Interaktion aus.

In nahezu jedem medizinischen Behandlungsfeld gibt es heutzutage umfangreiche Aufklärungs- und Zustimmungsprozeduren. Dem Mentalisierungskonzept folgend werden den MBT-Patienten psychoedukative Informationen angeboten, um ihnen Ängste zu nehmen und sie zum Mitarbeiten und Weiterdenken anzuregen.

Für strukturell beeinträchtigte Patienten ist es hinderlich, wenn Basisinformationen über Erkrankung und Therapieprozess nicht zur Verfügung gestellt werden, vielleicht unter der bei deutlich strukturell beeinträchtigten Patienten meist nicht hilfreichen Vorstellung, die Entfaltung der Übertragungsbeziehung würde dadurch behindert werden. Fehlende Information kann im Gegenteil die natürliche Entwicklung der Übertragung iatrogen in eine archaische, ratlos-angstvoll geprägte oder aggressiv-verärgerte Stimmung umschlagen lassen (Teilobjekt-Übertragung), die mentalisierungs- und letztlich therapieschädigend ist.

Ein psychotherapeutisches Erstgespräch kann neue Räume eröffnen, wenn ein normal zu erwartendes Maß an Aufklärung bereitgestellt wird, so wie es Patienten bei einem guten Hausarzt gewohnt sind. Die mentalisierungsbasierte Vermittlung einer Diagnose ist so gestaltet, dass sie den Austausch nicht beendet, sondern anregt. Vermieden werden sollte eine totalitäre Vermittlung im Sinne einer implizit beabsichtigten Anpassung oder Unterwerfung des Patienten unter das Expertenwissen. Das wäre eine Mentalisierungsbremse.

Kennzeichnend für MBT-Psychoedukation ist es, dass „objektive" Informationsinhalte und subjektives Erleben eine kreative Melange eingehen können.

Im Einzelfall könnte eine Einladung zur gemeinsamen Klärung so aussehen:

Einladung zur Klärung
„Wie sind Sie nach so langer Erkrankungsdauer schließlich zu Ihrer Diagnose gekommen, und mit welchen Gefühlen war das verbunden?"
Oder:
„Sie sagen, dass Sie ‚wegen Borderline' kommen und im Internet nach den Kriterien geschaut haben. Meine Erfahrung ist, dass nicht jeder Borderline-Patient bei sich dieselben Punkte als wichtig erlebt.
Erklären Sie mir doch bitte, welche für Sie am bedeutsamsten sind und warum. Dann lerne ich Sie gleich noch etwas besser kennen, und wir können das später für unsere Planung der Behandlung verwenden."
Oder:
„Sie sagen, mit der Diagnose Borderline-Persönlichkeitsstörung geht es Ihnen schlecht. Ich möchte gerne noch besser verstehen können, was genau Sie daran bedrückt, und was Sie meinen, wie das bei Ihnen kommt."

Oder schon aktiv modulierend:
„Sie haben mir eben, beim Kennenlernen, sehr sachlich mitgeteilt, dass Sie eine Posttraumatische Belastungsstörung haben, weil Sie als Kind lange missbraucht wurden.
Ich merke, dass Sie jetzt gerade im Begriff sind, lauter weitere Details Ihrer Traumata aufzulisten. Das möchte ich etwas bremsen, denn obwohl ich Sie äußerlich ganz ruhig erlebe, frage ich mich, wie es Ihnen nachher gehen wird. Wie war das, wenn Sie bisher über Ihre Erlebnisse erzählten? Muss ich für heute etwas beachten, damit unser Gespräch gelingt?“

Psychoedukation in der MBT vermittelt mehrere Ebenen von Information:

- Sie führt in die Grundlagen psychischer Entwicklung, insbesondere in die Grundzüge der Bindungstheorie ein.
- Mentalisieren wird an praktischen alltäglichen Beispielen von gelungenem Mentalisieren und Irrtümern bzw. Mentalisierungsfehlern erklärt.
- Es wird vermittelt, wie individuell und erfahrungsabhängig Verhaltensmuster und Motivation sind, und eine Brücke geschlagen zu Subjektivität, Wissen um Irrtümer und Fehler.
- Das hat besondere Implikationen für die Aufklärung über Übertragung. Sie wird als Orientierung gebende und meist auf realen Übertragungsauslösern beruhende subjektive Sicht gewürdigt und nicht vor allem als verzerrte Realitätssicht bekämpft. Die Vermittlung von Wissen um Übertragungsphänomene gehört zur Psychoedukation in der MBT.

Im Zusammenhang mit der Vermittlung von Basiswissen über die Erkrankung wird das Krankheitskonzept des Patienten mentalisiert, validiert und auf die mögliche Rolle von Mentalisierungsstörungen besonders hingewiesen. Auch andere Krankheitsmodelle, z. B. anderer Behandler, werden ernst genommen. Schließlich geht es noch um die individuellen Veränderungsziele und die dafür nötige spezielle MBT-Methodik, Therapiemodule, Rollenverteilung und einige Grundregeln, um einen mentalisierungsfördernden Therapieprozess zu ermöglichen.

MBT-Therapeuten vermitteln Basiswissen nicht nur theoretisch, sondern leben auch unmittelbar in der Gesprächsgestaltung vor, dass Psychoedukation einen lebendigen Dialog zwischen verschiedenen Perspektiven und keine Informationseinbahnstraße darstellt.

Besonders wenn Therapeuten gegenüber ihren Patienten in Bedrängnis kommen, müssen sie sich bei Psychoedukation und Interpretation vor kompensatorisch motivierter „Expertengewissheit" hüten und eine gründliche Gegenübertragungsanalyse betreiben.

Wenn Patienten objektive Gewissheit verlangen, wo Subjektives zur Klärung ansteht, ist die Erforschung der Motivation für diesen Objektivitätswunsch wichtig, inklusive möglicher aktueller Auslöser im Beziehungsgeschehen.

4.4.2 Rahmenvereinbarungen

Ein Rahmen schafft Sicherheit und einen Bezugspunkt für alle Beteiligten. Er ermöglicht damit das Entstehen von mentalisierungsfördernden Spielräumen. Schon die Verständigung über den Rahmen bringt die mentale Welt von Patienten und Therapeuten (Therapiemotivation, Wünsche, Befürchtungen, Erlebensweisen, Werte, Normen) und die Außenwelt (reale Personen, Zeit, Raum, Setting, Finanzierung, Methoden, Regeln) miteinander in Kontakt. Verhandlungen und Vereinbarungen können damit Bestandteil der Mentalisierungsdiagnostik sein und den Weg zum vertieften Mentalisieren ebnen.

Bei der Festlegung des Rahmens muss unterschieden werden zwischen verhandelbaren Inhalten einerseits und strikten Rahmensetzungen durch den Therapeuten andererseits.

Kein Chirurg wird sich unter normalen Klinikbedingungen darauf einlassen, eine Hüftoperation ohne Narkose und sterile Umgebung durchzuführen. Dieser Rahmen ist nicht verhandelbar.

Ähnlich gibt es bestimmte grundlegende Rahmensetzungen in der Psychotherapie, die Patient und Behandler genügend Sicherheit verschaffen, mit den Herausforderungen der therapeutischen Arbeit professionell umzugehen.

Dazu gehört, um nur ein Beispiel zu nennen, der Verzicht auf Gewaltandrohung und -ausübung. Denn auch für den Behandler muss ein spielerischer Umgang mit der Behandlungsrealität möglich sein. Unter permanenter und/oder extremer Angst, sei es um das Leben des Patienten oder um die eigene Unversehrtheit, kann auf Dauer kein kreativer therapeutischer Prozess, kein Mentalisieren gelingen.

Ein ebenso wichtiges Beispiel ist die Regel der absoluten Unvereinbarkeit von therapeutischer und privater Beziehung. Diese ethische Grundregel gilt dem Schutz aller Beteiligten, aber auch des mentalisierenden Prozesses.

Rahmensetzungen werden in der Regel dann positiv aufgenommen und nicht als Willkür interpretiert, wenn der Therapeut bzw. jedes Teammitglied deren Sinnhaftigkeit verstanden hat, sie dem Patienten begründen kann und dies auch tut. Dann entsteht ein intersubjektiver Dialog über Motive, Sichtweisen und affektive Reaktionen zwischen den Beteiligten.

Ein wichtiger Bestandteil vieler Borderline-Behandlungskonzepte sind Therapieverträge. Sie umfassen den gesetzten oder verhandelten Rahmen, die Methoden und Behandlungsziele. Mentalisierungsfähige Patienten, die mit Rahmenvereinbarungen in Schwierigkeiten kommen, können mithilfe des Vertrages an die ursprüngliche Motivation und den wechselseitigen Charakter der Vereinbarung erinnert werden.

In der MBT werden Verträge zurückhaltend eingesetzt. Denn Patienten, die entweder generell oder speziell in Krisensituationen kaum mentalisieren können, sind nur sehr eingeschränkt in der Lage, Verträge zu nutzen.

Diese Schwierigkeit kann verschiedene Ursachen haben:

- Patienten können bei Vertragsabschluss so wenig adäquat denken oder fühlen, dass sie einen inadäquaten Vertrag abschließen.
- Oder sie haben einen ursprünglich gut durchdachten Vertrag abgeschlossen, können aber in der vertraglich geregelten Situation so wenig adäquat denken oder fühlen, dass sie ihren Teil der Abmachung gar nicht einhalten können.
- Oder aber Krisensituationen setzen die Therapeuten so unter Handlungsdruck, dass der Vertrag von Therapeutenseite her nicht umsetzbar ist.

Zum Beispiel kann keine sektorversorgende allgemeinpsychiatrische Klinik Verträge abschließen, die bei akuter Suizidgefahr die Entlassung des Sektor-Patienten vorsehen.

Verträge sind dann sinnvoll, wenn die therapeutische Beziehung und die Verfassung des Patienten einen ordentlichen Vertragsabschluss zulassen. Dazu sind zwei verhandlungs- und umsetzungsfähige Vertragspartner nötig.

Damit Vertragsvereinbarungen gelingen können, ist ein optimales Verhältnis von emotionalem und kognitivem Prozess nötig:

- Die therapeutische Beziehung ist nicht von einer Kampf-, Flucht- oder Verlustangstdynamik dominiert.
- Der Patient ist nicht im Äquivalenzmodus gefangen, in dem er nicht klar nachdenken kann.
- Er befindet sich nicht so sehr im Als-ob-Modus (Dissoziation, Pseudomentalisieren), dass er die emotionale Bedeutung und Tragweite der Vereinbarung nicht überschauen kann.

Die letzten beiden Punkte gelten auch für die Verfassung des Therapeuten während der Verhandlung.

Für die Sinnhaftigkeit von Verträgen ist entscheidend, ob die Inhalte des Vertrags vom Patienten in den relevanten Situationen auch erinnert und realistisch eingehalten werden können.

Eine Patientin erinnert sich an Vorbehandlungen

„Ich konnte damals in der früheren Behandlung beim Selbstverletzen nicht über meinen Therapievertrag nachdenken! Ich musste erst mein Blut sehen, dann war ich wieder etwas beruhigt. Danach schämte ich mich dann immer entsetzlich, weil ich vertragsbrüchig war, was ich doch eigentlich überhaupt nicht wollte.

Zum Glück bin ich hier bei Ihnen dadurch nicht aus der Behandlung geflogen. Es hat mir gut getan, dass Sie nicht nur gesehen haben, was ich getan habe, sondern gemerkt haben, dass ich selbst doch damit aufhören wollte.“

Wenn es um das Überleben des Patienten geht, kann für eine kurze Zeit eine Einengung der Vertragspartner auf das konkrete Verhalten sinnvoll sein. Besteht jedoch diese Einengung längerfristig, eventuell vertraglich zementiert, fort, dann wird aus der rettenden eine therapiegefährdende Dynamik: Wird nämlich der äußere, z. B. schützende Rahmen gleichgesetzt mit der Therapie, würde bei Patienten und Therapeuten eine konkretistische Sichtweise der Realität die Oberhand bekommen, sodass nur noch das Faktische zählt, unabhängig vom motivationalen Hintergrund.

Statt über eine Basisausstattung hinaus Regeln und Sanktionen zu vereinbaren, einigen sich in der MBT Patient und Therapeut über gemeinsame Absichten, Ziele und Abläufe für den therapeutischen Prozess. Bei Verstößen bezieht der MBT-Therapeut stets die Absichten und Motive des Patienten in seine Überlegungen mit ein. Und Verhandlungsergebnisse müssen gelegentlich auch angepasst werden.

Die Wiederherstellung des mentalisierenden Prozesses ist ein lohnenswertes Streitziel, für das der MBT-Therapeut bei Bedarf seine gesamte persönliche Präsenz gegenüber dem Patienten in die Waagschale wirft. Denn wie in jeder anderen Therapieform auch sind bei schweren Fällen von therapieschädigendem Verhalten klare Grenzsetzungen und gegebenenfalls Sanktionen nötig, um genügend Sicherheit für die Therapie und die daran Beteiligten zu schaffen. Mehr Sicherheitsgefühl und Mentalisierungsspielraum entsteht durch Verzicht auf Berichte über Traumadetails, Selbstverletzungs- und Suizidmethoden unter Mitpatienten und in der Gruppentherapie, Vermeiden von Gewalt und Gewaltandrohung, Suchtmittelkonsum oder Pairing zwischen Patienten. Hierbei ist die erkennbare Absicht der Patienten zu würdigen, an den dysfunktionalen Verhaltensweisen etwas verändern zu wollen, denn niemand kommt in Behandlung, der seine Ziele schon erreicht hat.

In der MBT wird bei der Entscheidung über disziplinarische Maßnahmen das Abwägen verschiedener Meinungen im Team als besserer Garant für die Wiederherstellung des Mentalisierens angesehen, als eine starre Wenn-dann-Regel. Die Teamüberlegung ist eine Möglichkeit, die Vielgestaltigkeit von Sichtweisen und Dynamiken bei der Entscheidungsfindung nicht zu übergehen.

Eine Sanktion kann bei den betroffenen Patienten so viel Verlassenheitsangst oder Wut auslösen, dass sie kaum noch ihr problematisches Verhalten reflektieren können. Wenn der Regelverstoß in einem Zustand geschah, in dem der Patient Regeln und Rahmen nicht präsent hatte oder einhalten konnte, er aber nachhaltig Veränderungsabsichten hegt, dann bietet sich an, über Bedingungen der Therapiefortführung zu verhandeln.

Zum Beispiel hat sich selbst bei ernsthaften Regelverstößen eine flexibel gehandhabte Time-out-Regelung bewährt. Hierbei handelt es sich um eine zeitlich befristete Therapiepause, die dazu verhelfen kann, niederschwellig miteinander in Kontakt zu bleiben und währenddessen eine spätere Fortsetzung der Behandlung vorzubereiten.

Grenzsetzung und Angebot

„Frau G., Sie haben Ihrer Zimmergenossin heute zum zweiten Mal heftig gedroht, diesmal damit, sie zusammenzuschlagen. Das können wir nicht zulassen, deshalb werden Sie Ihre Sachen packen und die Station innerhalb der nächsten Stunde verlassen. Gewaltfreiheit auf Station muss sein.

Aber wir fänden es auch schade, wenn die guten Entwicklungen bei Ihnen abbrechen würden. Denn Sie haben sich in den vergangenen Wochen sehr angestrengt, um nicht mehr auszurasten. Wir bieten Ihnen darum an, dass wir in der Time-out-Phase ambulant mit Ihnen zusammen prüfen, ob eine Wiederaufnahme Sinn machen kann. Voraussetzung ist, dass Sie künftig auf Gewalt und Drohungen verzichten.
Sie können sich jetzt überlegen, während Sie Ihre Koffer packen, ob wir uns dafür nächste Woche verabreden. Sagen Sie spätestens beim Abschied Bescheid, wie Sie zu unserem Vorschlag stehen."

Wie schon erwähnt, konzentrieren sich Vereinbarungen in der MBT mehr auf die gemeinsamen Absichten, Ziele und den therapeutischen Prozess, also auf Positivformulierungen, als auf Grenzen und Sanktionen. Diese werden genauso beachtet und entschieden verteidigt, wie in anderen Therapiemethoden auch, aber eine validierende und reflektierende therapeutische Haltung erleichtert die gleichzeitige Sicherung oder Wiederherstellung einer vertrauensvollen Behandlungsbeziehung.

Deutlich muss Partei ergriffen werden bei Gefährdungen durch bestimmte Außenkontakte, beispielsweise fortbestehenden Täterkontakt bei Traumatisierten oder fahrlässige Provokation eines Wohnsitz- oder Arbeitsplatzverlusts durch die Patienten, denn solche Bedingungen erzeugen zusätzlichen äußeren Stress, binden viel Aufmerksamkeit und behindern massiv die Reflexionsmöglichkeiten in der Therapie. Doch weil sich strukturelle Störungen häufig in den Interaktionen manifestieren, erscheint die Entscheidung zwischen nötiger Regelung von Außenproblemen und der Arbeit an innerpsychischem Wachstum künstlich. Vielmehr geht es darum, wie eine Therapie beide Erfahrungs- und Verhaltensebenen ansprechen kann.

MBT verbindet ein flexibles Maß an äußerer Unterstützung mit einem flexiblen Maß an Reflexion.

Für diese Flexibilität bietet die Methodenkombination innerhalb der MBT eine gute Basis. Das therapeutische Vorgehen lässt sich gut an die Ziele der Patienten koppeln, wie an den folgenden Beispielen deutlich wird.

Vielfältige Aufträge im multimodalen Setting

Ein Patient, der in der Gegenwart anderer nicht mehr über seine Wünsche, Interessen und Grenzen nachdenken und kommunizieren kann, dies aber ändern will, kann in der Gruppentherapie in der Gegenwart von Mitpatienten das Mentalisieren anderer erleben und selbst üben.

Eine Patientin, die aus ihren traumatischen Reinszenierungen herauskommen möchte, muss sich mit den Folgen ihrer wüsten, menschenverachtenden Ausdrucksweise befassen, die sich bisher meist „unter der Gürtellinie" bewegt. Um sich achtsamer und dennoch verständlich auszudrücken, muss sie Empathie gegenüber anderen und intentionale Realitätsinterpretation lernen. Das erfordert die faktische Beendigung eines solchen Gesprächsstils und die fokussierte Beschäftigung mit den Perspektiven und Reaktionen anderer. Da es sich um schambesetzte Klärungsnotwendigkeiten handelt, bieten sich hierfür die Kombination aus Einzel- und Gruppentherapie sowie ein mit Psychoedukation untermauertes Training sozialer Kompetenzen an.

Eine anorektische Patientin wird ihre Autonomiewünsche auch durch die, über das Überleben hinausgehende, körperliche Stabilität untermauern müssen, wenn sie sich nachhaltig stark fühlen will. Dafür muss sie in der Therapie ihre langfristigen Absichten (intentional) von der unmittelbaren und kurzfristigen Körpererfahrung (teleologisch) trennen können und einen Ess-/Gewichts-Vertrag einhalten.

4.4.3 Behandlungsziele

Ziel- und Fokusformulierungen erfordern eine enge Kooperation zwischen Patient, Therapeut bzw. Team. In der MBT werden Empfehlungen zur Hierarchisierung der gemeinsam vereinbarten Behandlungsziele gegeben:

Als erstes geht es um die Herstellung einer real sicheren Therapiesituation. Das betrifft zum einen die Reduktion unmittelbarer Selbst- und Fremdgefährdungen, zum anderen die Herstellung eines Klimas, das z. B. nicht von Todesangst, Täterkontakt, drohender Inhaftierung oder Wohnsitzlosigkeit dominiert wird. Denn Angst hindert beim Reflektieren, und Sicherheit schafft interaktionelle und innerliche Spielräume.

Wer um sein Leben fürchtet und rennen muss, sollte nicht stehenbleiben und nachdenken. Doch sobald etwas mehr reale Sicherheit gegeben ist, ist es klug, sich über die Motive, die Ziele, Laufrichtung und die Krafteinteilung Gedanken zu machen.

In der MBT als bindungsbasierter Methode ist das nächstwichtige Behandlungsziel das Einlassen auf die Behandlung. Denn Borderlinepatienten sind durch ihr instabiles Gefühlsleben und das schnelle Schwanken zwischen Rettungswünschen, Enttäuschung, wütender Anklage, Beschämung und Resignation sehr gefährdet, Behandlungen abzubrechen.

Die MBT fördert den Einstieg in den Therapieprozess durch eine aktive Gesprächspräsenz, etwa in der Art eines Alltagsgesprächs, Fokussierung auf bewusstseinsnahe Themen des Hier und Jetzt, Validierung der Sichtweise des Patienten, Mentalisierung der Patientenperspektive, Bereitstellen einer optimalen affektiven Intensität und vorsichtige Nähe-Distanz-Regulierung. Auch trägt die MBT-Gruppeninterventionstechnik zur Erhöhung der Kohäsion unter den Patienten bei. Bei der Erhebung der Traumaanamnese trägt der Verzicht auf ein rücksichtslos detailliertes Nachfragen ohne Kenntnis der Selbststabilisierungsfähigkeit des Patienten zu einer erheblichen Reduktion des Abbruchrisikos bei.

Zentral in der MBT ist beim Klärungsprozess das Erleben einer hinreichend vertrauensvollen Verbindung zwischen Patient und Therapeut. Dahinter zurück steht jedwede „objektive" inhaltliche Klärung und die Festlegung auf Verträge und Sanktionen.

Hintergrund ist die relativierte Bedeutung von Objektivität. Das folgende Beispiel soll dies verdeutlichen: Der ständige Verdacht eines Drogengebrauchs ist für eine Therapie nicht weniger belastend als sein Nachweis. Lediglich ein Ausschluss entlastet etwas.

Mit der Strategie der Konzentration auf gemeinsame Intentionen, statt auf starre Sanktionen, gelingt es auch bei einer extrem niederschwellig in die Psychotherapie aufgenommenen, in der Regel komorbiden Borderline-Klientel, vergleichsweise niedrige stationäre Abbruchquoten von deutlich unter zehn % zu erzielen (Bolm et al. 2007a; Bolm et al. 2007b).

In der Hierarchisierung der Ziele folgen dem Einlassen auf die Behandlung die weiteren Veränderungsziele in Bezug auf Erlebens- und Verhaltensmuster und schließlich die Übertragung auf den außertherapeutischen Alltag.

In einer gemeinsam erarbeiteten psychodynamischen Formulierung werden die Behandlungsziele festgehalten.

Gemeinsam heißt, dass die Inhalte zunächst mündlich verhandelt werden, dann erfolgt ein Entwurf des Therapeutenteams, den der Patient nochmals überarbeitet und in die Diskussion um die endgültige Formulierung zum Therapeuten mitbringt.

Psychodynamisch bedeutet an dieser Stelle, Symptomveränderungen, interaktionelle Prozesse inkl. Übertragung und Gegenübertragung, Wünsche, Bedürfnisse, Reaktionen und die Suche nach den bewussten und unbewussten Ursachen und Motiven des Verhaltens und Erlebens miteinander zu verbinden.

In der MBT werden Problemfoki und Ziele eng mit Therapiemethoden und -prozess verknüpft. Zum Beispiel könnte eine Formulierung lauten:

Beispiel für eine MBT-Fokusformulierung

Herr A. gerät im Kontakt mit Autoritätspersonen immer wieder in panische Angst, aufs Übelste lächerlich gemacht zu werden (Vaterübertragung). Dann kommt er in den Äquivalenzmodus und kann nicht mehr unterscheiden, was seine beängstigende Fantasie ist und wem gegenüber er wirklich vorsichtig sein muss. Er gerät dann hilflos ins Stottern, bekommt Wutausbrüche, tritt zunehmend drohend auf und bekommt in der Folge gewalttätige Reaktionen oder die Ordnungsmacht Polizei zu spüren. Oder er macht sich klein, passt sich an, funktioniert affektabgespalten im Als-ob-Modus und hasst sich dafür so sehr, dass er sich später selbst verletzt. Schlussendlich überwiegt ohnmächtige Resignation.

Herr A. kann wieder mehr Kontrolle über sein Leben gewinnen, wenn er lernt, dass sich seine innere Realität von der äußeren Realität und der Sichtweise anderer unterscheidet. Dies ist nötig, um sich und andere besser zu verstehen, und damit auch die Prozesse, die unter den polarisierenden Vorzeichen von Sieg oder Niederlage und Beschämung oder Triumph Konflikte unbewusst verschärfen. Damit gewinnt er Spielraum, sich nicht mehr nur als Opfer zu sehen, sondern sein Leben wieder aktiv in die Hand zu nehmen.

Er hat manchmal gute Möglichkeiten, darüber zu reflektieren, bisher jedoch nur in einer entspannten Verfassung. Er möchte lernen, sich selbst in einen weniger angespannten Zustand zu bringen. Wenn er seine Gefühle und Motive besser wahrnimmt und seine reflexiven Fähigkeiten auch in affektiv aufgeladenen Situationen stärkt, verwickelt er sich nicht in zunehmende, direkt oder indirekt selbstschädigende Aktionen. Mit zunehmender Distanz von teleologischer Interpretation und Externalisierungsdruck wird er seine bewussten und unbewussten Motive hinter seiner Beziehungsgestaltung erforschen und besser für sich sorgen können.

Seine Einzeltherapie benötigt er, um angesichts eines empathischen Zuhörers zu lernen, über seine Scham zu sprechen. Später kann er Meinungsverschiedenheiten mit seinem Einzeltherapeuten zur Konfliktbearbeitung in der Übertragung nutzen.

Im Fertigkeitentraining kann er lernen, sich selbst zu beruhigen, um wieder klar nachdenken zu können und Eskalationen zu vermeiden.
In der auf das Hier und Jetzt ausgerichteten Gruppenpsychotherapie könnte er genauso wie im Alltag mit Mitpatienten in Streit geraten. Dann kann er seine Annahmen über autoritär auftretende Mitmenschen mit den Sichtweisen der anderen Gruppenteilnehmer vergleichen und den Anteil seiner Fantasie (Übertragung) an seinem Erleben erkennen. Mit seinen Mitpatienten zusammen kann er erforschen, welche Affekte im Spiel sind und welche Motive er hat, immer wieder Nähe zu suchen und doch zu provozieren. Er kann lernen, was die Motive seines Gegenübers sind, verärgert auf ihn zu reagieren.
Im Psychodrama kann er sich trauen, sich im Rollenspiel die Bedürfnisse des verletzten und wütenden inneren Kindes anzuschauen, mit Unterstützung der Mitpatienten einen fiktiven Dialog mit ihm zu wagen und dabei zu versuchen, im reflektierenden Modus zu bleiben.
In Belastungserprobungen am Wohnort und in der anschließenden ambulanten Weiterbehandlung kann er das Gelernte praktisch umsetzen.

4.4.4 Die verschiedenen MBT-Settings

Als Ergänzung zu den englischsprachigen Veröffentlichungen über MBT stellt dieses Buch einige Verbindungen zu den im deutschsprachigen Bereich gebräuchlichen Settings her. Denn die im Londoner Versorgungskontext und Forschungsdesign vorgehaltenen Angebote sind im Rahmen der deutschen, schweizerischen oder österreichischen Gesundheitsversorgung nicht realisierbar. Inwieweit eine Modifikation auch sinnvoll ist, bleibt zu belegen. Immerhin ähnelt die Herangehensweise eines Teils der deutschen psychosomatisch-psychotherapeutischen Fachkliniken und Spezialstationen einigen strukturellen und prozessualen Grundbausteinen von MBT. Das wird am Beispiel des ersten deutschsprachigen MBT-Angebots (Bolm / Herzog 2009c) verdeutlicht.

Doch zuvor sollte die Aufmerksamkeit in Ergänzung zu vorangegangenen Abschnitten nochmals auf die Indikationsstellung bei komplex erkrankten Patienten gerichtet werden. Wenn zur Debatte steht, ob jeder von ihnen das maximale Angebot an Intensität und Länge von Therapie benötigt, so kann dies nur verneint werden. Einige haben ein niederschwelliges, wenig intensives Vorgehen nötig, manche eine lange Vorbereitung auf ein Intensivsetting, andere anfangs oder nach einiger Zeit nur übende oder psychoedukative Aktivitäten, andere eine fokale Beziehungsklärung zu Beginn, wieder andere über gewisse Zeiten eine sozialpsychiatrische Begleitung.

Um Missverständnissen vorzubeugen: Hier wird keinesfalls einer nicht spezialisierten, unzureichend aufwändigen Behandlung das Wort geredet. Aber gerade aus der Spezialistensicht muss eine personen- und zustandsbezogene Differenzierung möglich sein.

Für die verschiedenen Aufgaben hält die MBT verschiedene Settings vor: Über ein Vierteljahr erstreckt sich das ambulante Kurzzeitprogramm iMBT, das tagesklinische an fünf Tagen pro Woche über maximal 18 Monate, ebenso wie das intensive ambulante an zwei Tagen pro Woche. Danach gibt es für maximal 18 Monate standardisierte Nachbetreuungsmöglichkeiten, später flexible Angebote. Weitere MBT-informierte Angebote, wie mehrmonatige vollstationäre Behandlung oder alleinige ambulante Gruppenpsychotherapie, sind noch nicht so gut wissenschaftlich evaluiert wie die an erster Stelle genannten Konzepte.

4.4.5 Das Kurztherapieprogramm iMBT

Das iMBT ist ein in acht bis zwölf wöchentlichen doppelstündigen Sitzungen stattfindendes Gruppenprogramm. Inzwischen zeigt sich, dass ein erheblicher Anteil der Patienten nach der Teilnahme an iMBT bereits zufrieden mit der stattgefundenen Behandlung ist (Bateman 2011, mündliche Mitteilung), wobei auch bei diesen die Möglichkeit einer späteren Fortsetzung in einem Intensivangebot gegeben ist. iMBT führt in folgende Themen in der genannten Reihenfolge ein:

1. Was verstehen wir unter Mentalisieren und einer mentalisierenden Haltung?
2. Was bedeutet es, Probleme mit dem Mentalisieren zu haben?
3. Warum haben wir Gefühle und welche Grundtypen davon gibt es?
4. Wie nehmen wir Emotionen wahr und wie regulieren wir sie? Was heißt es, Emotionen zu mentalisieren?
5. Welche Bedeutung haben Bindungsbeziehungen, allgemein und in meinem Leben?
6. Bindung und Mentalisieren
7. Was versteht man unter einer Persönlichkeitsstörung, was unter einer Borderline-Persönlichkeitsstörung?
8. Einführung in die Mentalisierungsbasierte Therapie
9. Angst, Bindung und Mentalisieren
10. Depression, Bindung und Mentalisieren
11. Zusammenfassung und Schlussfolgerungen

Die Charakteristika von iMBT können wie folgt zusammengefasst werden: Die Zusammenstellung der Teilnehmer erfolgt diagnosenhomogen. Vorbereitend finden einige Einzelgespräche statt.

Dann beginnt eine geschlossene Kleingruppenarbeit mit verbalen psychotherapeutischen und nonverbalen, z. B. gestaltungs- bzw. kunsttherapeutischen Anteilen und einer festen thematischen Abfolge der Sitzungen.

Inhalt und Prozess werden durch die Kombination von Psychoedukation und halbstrukturierter psychodynamischer Arbeit gekennzeichnet. Es gibt eine klare Festlegung bestimmter Phasen, Inhalte und Stundenzahl. Psychoedukative Elemente werden stets in thematisch bezogenem aber ansonsten freiem Austausch sowie in Hausaufgaben aufgegriffen.

Stark begrenzt wird die Austragung bestimmter intragruppaler Konflikte, anders gesagt die Entfaltung des interaktionellen Störungsanteils der einzelnen Teilnehmer.

Der Fokus der Gruppensitzungen wandelt sich allmählich von der überwiegenden Informationsvermittlung und abstrahierenden Betrachtungsweise der mit der Erkrankung verbundenen Probleme hin zur Beziehungsorientierung und dem Austausch von sehr persönlichen Erfahrungen und Betrachtungen.

Es ist beeindruckend, zu welchen Integrationsleistungen die Teilnehmer in einer solchermaßen von Spannungen entlasteten Atmosphäre fähig sind und welche hohe Gruppenkohäsion sie entwickeln. Sie benötigen dazu keine hohe Motivation zur Reflektion oder zum Gruppensetting. Die Anforderungen an ein initiales psychologisches oder interaktionelles Krankheits- und Beziehungsverständnis sind vergleichsweise gering.

iMBT erleichtert für diejenigen, welche eine Vertiefung wünschen, den Einstieg in ein psychodynamisches Intensivsetting. Die durch iMBT vorbereiteten Teilnehmer am Intensivprogramm unterscheiden sich nach persönlicher Einschätzung des Autors von den nicht vorbereiteten durch eine noch niedrigere Abbruchbereitschaft, einen geringeren Angstpegel, eine höhere Motivation für die Mitarbeit im Gruppensetting und eine generell höhere Offenheit für gegenseitigen Austausch. Eine detaillierte Erforschung der Effekte unter randomisiert-kontrollierten Bedingungen steht derzeit noch aus.

4.4.6 Das tagesklinische MBT-Intensivprogramm

Dieses sehr wirkungsvolle Programm bietet eine tagesklinische Behandlung an fünf Wochentagen über maximal 18 Monate. Voraus geht idealerweise iMBT, dann folgt das Intensivprogramm und im Anschluss daran eine standardisierte Nachsorge. Bei weitem nicht alle Patienten schöpfen die Maximaldauer dieses Programms aus (Bateman, mündliche Mitteilung).

An vier Wochentagen wird (psychodynamisch-systemische) MBT-Gruppenpsychotherapie angeboten, außerdem erhalten die Patienten Einzelgespräche mit dem Bezugstherapeuten, Gestaltungs- bzw. Kunsttherapie oder eine andere nonverbale Methode, Fertigkeitentraining, Entspannung, Schreibtherapie und eine Gruppensitzung pro Woche kognitive Verhaltenstherapie zur besseren Einordnung ihrer Mentalisierungsstörung.

Die Patienten nehmen am Stationsmeeting teil, kommen in regelmäßigen Abständen zur bilanzierenden Visite und zu Verlaufsuntersuchungen. Medikation, sozialarbeiterische Unterstützung, Hausbesuche, Angehörigengespräche und Arbeit am Krisenplan sind je nach Bedarf ebenfalls Bestandteil der Behandlung.

Das gesamte Team arbeitet nach dem MBT-Konzept, ist den erarbeiteten Therapiezielen verpflichtet und nimmt gemeinsam an MBT-Supervisionen teil.

4.4.7 Das MBT-Nachsorgeprogramm

Nach der oben beschriebenen Intensivbehandlung erfolgt als Standard eine maximal 18-monatige Nachsorgephase in Form eines wöchentlichen Gruppenangebots. Bedarfsweise sind zusätzliche Hilfestellungen möglich, werden jedoch, wie es als Ziel der MBT auch formuliert ist, nach kurzer Zeit fast nicht mehr in Anspruch genommen.

Nach diesem standardisierten Teil gibt es für diejenigen Patienten, die in Nachsorge des MBT-Teams verbleiben, flexible, sehr niederfrequente Möglichkeiten.

Beispiel für ein MBT-Nachsorgeprogramm

Das ursprünglich vom Autor aufgebaute und geleitete MBT-Nachsorgeprogramm für ehemalige Patienten der MBT-Spezialstation wird von der Psychiatrischen Institutsambulanz Göppingen angeboten und von derzeitigen oder ehemaligen MBT-Stationsmitarbeitern geleitet. Dementsprechend sind alle Patienten und alle Nachsorgetherapeuten mit dem Konzept gut vertraut. Die Therapeuten nehmen gemeinsam mit den Stationskollegen an der MBT-Supervision teil.

Über den Zeitraum von einem Jahr werden wöchentliche Gruppensitzungen kombiniert mit Einzelgesprächen in größeren Abständen von sechs bis acht Wochen angeboten, wobei Kriseninterventionstermine, Sozialberatung und Medikation bei Bedarf zum Gesamtbehandlungskonzept gehören.

Ziel ist der Übergang in eine ambulante Regelpsychotherapie in einer Praxis oder die Beendigung der Behandlung, in Einzelfällen auch die Überbrückung bis zur langfristig geplanten Wiederaufnahme.

4.4.8 Das ambulante MBT-Intensivprogramm

Auch dieses Programm ist sehr effektiv, zeichnet sich aber durch die weit weniger aufwändigen Ressourcen aus. Deshalb hat es sich im britischen und internationalen Kontext gegenüber dem Fünf-Tagessetting sehr gut behauptet.

An zwei Tagen pro Woche werden Einzel- bzw. Gruppenpsychotherapie angeboten, ergänzt werden nonverbale Verfahren und bei Bedarf Unterstützung in Krisen, durch Sozialarbeit und Medikation.

Auch dieses Setting ist – wie die Fünf-Tagesbehandlung – nicht für eine Einzelpraxis gedacht sondern teamgestützt konzipiert und folgt im Übrigen den allgemeinen Kriterien, wie sie auch für das Fünf-Tagessetting gelten und später noch näher ausgeführt werden. Im deutschsprachigen Raum kann es besser eine Tagesklinik im Zweitagessetting genannt werden als ein ambulantes Angebot, da es im Kategoriensystem der kranken- und rentenversicherungsfinanzierten Versorgung einer team- und institutionsgestützten Komplexbehandlung entspricht.

Den beteiligten Therapeuten erlaubt der institutionelle Hintergrund, sich auf schwierigere Patienten einzulassen, als es in einer Einzelpraxis möglich wäre. Gründe dafür sind die leichtere Zugänglichkeit von informellem Austausch, Fortbildung, Inter- und Supervision und die höhere Toleranz für Stundenausfälle, Extratermine etc. Auch kann die Institutionsbindung ein Vorteil bei der Überbrückung von Settingwechseln sein, weil Patienten schon mit Räumlichkeiten, Menschen und Konzepten vertraut sind und weil die Informationswege bei Übergaben und gemeinsamer Konzeptarbeit kurz sind.

4.4.9 Kurze stationäre Krisenintervention

Kurze stationäre Fokalkrisentherapie, d. h. die Arbeit mit ganz auf die Krise begrenztem Therapieauftrag, ermöglicht vielen BPS-Patienten hervorragend, aus einer krisenhaften Zuspitzung heraus am Leben zu bleiben, wieder in eine ihnen erträgliche Intensität des Erlebens zu gelangen, das Bindungssystem zu deaktivieren, Krisenauslöser zu explorieren und kleinschrittig einige Fertigkeiten zur besseren Selbstregulation und Mentalisierung zu erlernen bzw. zu vertiefen.

Das geschieht über eine sehr aktive, empathische und im Vergleich zu längeren Behandlungen relativ hochstrukturierte und einzeltherapeutisch geprägte Begleitung.

Eine Behandlungsdauer von wenigen Tagen bis Wochen reicht in der Regel dafür aus. Längere Verweildauern würden sowohl für Patienten wie auch für Therapeuten Unklarheiten beim Behandlungsauftrag schaffen und komplizierte dynamische Prozesse provozieren, die zu ihrer Bearbeitung und Nutzung das Setting einer spezialisierten mehrmonatigen Fachpsychotherapiestation oder Tagesklinik erfordern.

Eine Voraussetzung für eine gelingende Krisenintervention ist das Vorhandensein eines kohärenten Behandlungskonzepts, welches mit theoretischer Untermauerung die praktischen Erfordernisse für eine stationäre psychotherapeutische Behandlung bereitstellt. Wie vorteilig dies im Kontrast zur Aufnahme auf einer allgemeinpsychiatrischen Station ohne diesen Schwerpunkt aussehen kann, zeigt das folgende Beispiel:

Beispiel für eine stationäre MBT-Krisenintervention

Im ehemaligen, durch den Autor und sein Team 2002 gestalteten psychotherapeutischen Kriseninterventionssetting des Klinikums Christophsbad konnten Menschen in Lebenskrisen niederschwellig und ohne lange Wartezeiten für einen Kurzaufenthalt aufgenommen werden, z.B. bei Ängsten, Depressionen, Suizidalität oder Selbstverletzungsdruck.

Eine solche Kriseninterventionsstation transportiert eine psychodynamische, besonders progressive und ressourcenorientierte Grundhaltung, die ganz auf den kurz dauernden Auftrag und kleinschrittige, partielle Mentalisierungsförderung abgestimmt ist. Schnelle Symptomentlastung und Fertigkeitenerwerb zur Meisterung von akuten Krisen stehen im Vordergrund der Kriseninterventionsarbeit. Auch für Patienten, die noch an der Sicherheit ihrer Lebensumstände arbeiten, z.B. Täterkontakt beenden wollen, ist diese Station geeignet.

Methoden sind fokaltherapeutische Einzelgespräche, kurze, strukturierte Gruppensitzungen, Tagebucharbeit, Fertigkeitentraining (z.B. Notfallkoffer), Ergo- und Kunsttherapie, Sozialberatung und bei Bedarf Medikation. Auch gehören systematische Belastungserprobungen dazu.

Für komplizierte Aufgabenstellungen bieten sich kleinschrittige Ziele und wiederholte Kurzaufenthalte (sequenzielle Behandlung) an.

4.4.10 Mehrmonatige Komplexpsychotherapie auf einer MBT-Spezialstation

Längere stationäre MBT (Bolm/Herzog 2009c) kann denjenigen Patienten zur Verbesserung ihrer Mentalisierungsfähigkeit verhelfen, für die eine Krisenintervention mit kurzfristiger (Wieder-) Herstellung eines reflektierenden Modus nicht ausreicht. Jedoch ist die Indikationsstellung gut gegen eine tagesklinische Behandlung abzuwägen.

Die Wahl einer vollstationären Behandlungsform macht sich an der Schwere der Erkrankung fest, insbesondere an der Selbst- und Fremdgefährdung. Dann ist eine Sicherheit gebende therapeutische Umgebung mit allen Möglichkeiten zur Krisenintervention rund um die Uhr zentral. Außerdem spielen die für eine effektive Therapie nötige Dosis, Intensität und Vielfalt therapeutischer Angebote, die Distanz zu einer pathogenen häuslichen Umgebung und partiell auch Abstand von den Funktionszwängen des Alltags für die Indikationsstellung eine Rolle. Eine weitere wesentliche Rolle spielt, dass die Sozialkontakte mit den Mitpatienten außerhalb der speziellen Therapieangebote besser als in nicht vollstationären Settings als Stütze aber auch als risikoreduziertes Übungsfeld dienen. Demgegenüber stehen die Nachteile der Regressionsgefährdung und der Alltagsferne, sowohl von Problemen wie von Ressourcen, die eine Rückkehr in die häusliche Umgebung und – wenn überhaupt – niedrigdosierte Weiterbehandlung zur Herausforderung für viele Patienten machen.

Die Vorteile einer tagesklinischen Therapie liegen demgegenüber im Wechselspiel von Behandlung und Alltag, Vermeidung von zu großer Beziehungsdichte oder Intensität und Vermeidung regressiver Entwicklungen. Passt das tagesklinische Setting inhaltlich, so können sehr wohl Schwerstkranke teilstationär behandelt werden.

Mentalisierungsbasiert kann das Setting auf die speziellen Gegebenheiten und Bedürfnisse des Patienten abgestimmt werden. Wenn eine stationäre Psychotherapie einen Patienten zusätzlich stark in seiner Mentalisierungsfähigkeit beeinträchtigt, dann können ambulante, dezidiert niedrigschwellige Psychotherapie oder psychotherapeutisch orientierte Sozialpsychiatrie Auswege bieten. Jedoch ist dann auf Ruhe und Überschaubarkeit der Prozesse zu achten. Denn bis auf minimale Zeiträume von Notsituationen ist die Aufnahme auf eine Station mit nicht steuerungsfähigen, zum Teil distanzlosen Patienten oder die Gegenwart von Gewaltausübung kontraindiziert.

Wenn die häusliche Umgebung so viel Anspannung und Angst mit sich bringt, dass der Patient nicht gegen den Äquivalenzmodus ankommt und eine Problembearbeitung und Mentalisierungsförderung deshalb nicht zustande kommt, dann ist eine initiale stationäre Behandlung effektiver. Alltagsexposition muss dann systematisch, gezielt, dosiert und gut vorbereitet eingesetzt werden.

Auch wenn der Alltag zum pseudonormalen, gefühlsabgespaltenen Als-Ob-Funktionieren verleitet, kann die Klinik dem Patienten eine Bündelung seiner Kräfte auf die Integration von Emotion, Kognition und Bedürfnissen ermöglichen.

Wenn Patienten mit einer Neigung zur Pseudotherapie rund um die Uhr in der Klinik sind, dann kann in der therapeutischen Gemeinschaft der Mitpatienten Wichtiges geschehen und dann beobachtet, rückgemeldet und geübt werden. Tagesklinisch oder ambulant geht es verloren, wenn die Betroffenen es aus der Bearbeitung heraushalten wollen.

Für die Nutzung dieser vollstationären Vorteile ist ein integriertes Behandlungskonzept nötig, das den vollstationären Gesamtrahmen nicht als therapiefreie Zone den Behandlungsmodulen gegenüberstellt. Die stationäre Gesamterfahrung wird explizit als Übungsfeld angesehen.

Wenn in einer Klinik der dringend indizierten Bearbeitung von Alltagsproblemen ausgewichen wird, dann bieten sich häufige Alltagsexpositionen an. Die konsequenteste Form dafür ist die tagesklinische Behandlung.

In der Folge soll das mehrmonatige stationäre MBT-Programm, wie es 2004 vom Autor für eine Spezialstation am Klinikum Christophsbad in Göppingen entwickelt wurde, weiter beschrieben werden.

Ein mehrmonatiges geschütztes, multimodales und gruppenorientiertes Erkundungs- und Übungsfeld kann Patienten mit schweren Persönlichkeitsstörungen helfen, Vertrauen in die Veränderungskraft guter zwischenmenschlicher Erfahrungen und in die eigene Kreativität zu gewinnen. Das ist das Resultat eines gelingenden mentalisierenden Prozesses.

Ziel ist es, die Fähigkeit zum Mentalisieren so weit zu entwickeln, dass sie den täglichen Anforderungen Stand hält und in ambulanter Weiterbehandlung weiterwachsen kann. Dafür ist häufig eine hohe Dosis von Psychotherapie nötig.

Beispiel für eine mehrmonatige stationäre Komplexbehandlung

In der Folge soll das mehrmonatige stationäre MBT-Programm, wie es 2004 für eine Spezialstation am Klinikum Christophsbad in Göppingen entwickelt wurde (Bolm/Herzog 2009), weiter beschrieben werden.

Die MBT-Psychotherapiestation des Klinikums fördert neben der nachhaltigen Symptomentlastung die Behandlung der Grunderkrankung durch Arbeit an der Selbstregulations- und Mentalisierungsfähigkeit.

Soweit auf einer offenen Station möglich, werden auch solche Patienten aufgenommen, die rezidivierend Suizidgedanken haben oder sich noch regelmäßig selbst verletzen. Erwartet werden allerdings die Bereitschaft, sich gesundere Erlebens- und Verhaltensmuster zu erarbeiten, ein sicherer, individuell festzulegender Abstand zu Suchtmitteln und sichere, nicht direkt traumatisierende äußere Lebensumstände (z.B. kein Täterkontakt und ein sicherer Wohnsitz). Um Patienten nicht auszugrenzen, die diese Eingangskriterien nicht erfüllen können, steht in Deutschland anders als im ursprünglichen Londoner Kontext kein eineinhalbjähriges Tageskliniksetting zur Verfügung. Hier ist Netzwerkarbeit mit kooperierenden Allgemeinpsychiatrien gefragt.
Anfangs geht es auf der MBT-Station darum, Selbstgefährdungen und therapieschädigendes Verhalten zu reduzieren und stattdessen Vertrauen zum Setting, zu Therapeuten und zu einigen Mitpatienten aufzubauen. Von niemandem wird erwartet, gleich zu Beginn ungeschützt sein Innerstes nach außen zu kehren. Trauma-Talk unter den Patienten wird als therapieschädigend angesehen, die Vermeidung von Kontakt mit den Alltagsproblemen jedoch auch.
Erst nach dem Aufbau einer gewissen vertrauensvollen Basis ist der Einstieg in affektintensivere Themen sinnvoll.
Die Methoden der Station entsprechen denen einer MBT-Tagesklinik, müssen aber im Sinne der Antiregression um solche Angebote und Belastungserprobungen, die den Kontakt zu alltäglichen und häuslichen Herausforderungen sicherstellen, ergänzt werden.

4.4.11 Mentalisierungsbasiert arbeiten als niedergelassener Psychotherapeut

Die ambulante psychotherapeutische Behandlung bietet für eine repräsentanzenaufbauende Arbeit Zeiträume an, die substanziell genug sind, um dauerhafte Veränderungen grundlegender Muster zu erreichen. Doch der reflektierende Modus muss zumindest soweit verfügbar sein, dass die kurze Therapiezeit pro Woche und der außertherapeutische Alltag in einer guten, d.h. für Veränderung ausreichenden Wechselwirkung miteinander stehen. Eine längere (teil-)stationäre Vorbehandlung oder zwischenzeitliche kurzbefristete stationäre Kriseninterventionen können dabei helfen.

Bei einem wöchentlich stark begrenzten ambulanten Zeitangebot und wenig Kapazität für außerplanmäßige Kriseninterventionen darf die Mentalisierungsfähigkeit des Patienten genauso wenig überschätzt werden wie die des auf sich allein gestellten Therapeuten.

Die Alltagsprobleme müssen zuverlässig in die Gespräche eingebracht werden, da keine Möglichkeit besteht, die vielen Facetten von Pathologie und Ressourcen außerhalb des Berichteten kennenzulernen.

Eine besondere Patientengruppe für ambulante Psychotherapie stellen Menschen dar, die in große Überforderung geraten, sobald sie in das hochkomplexe und affektiv dichte Mehrpersonensetting einer voll- oder teilstationären Psychotherapie kommen. Dann regredieren diese Patienten und verlieren alsbald die Reste ihrer Mentalisierungsfähigkeit. Anfällig hierfür sind einige wenige, besonders schwer traumatisch beeinträchtigte, narzisstische oder paranoide Patienten, die sich schnell soweit verschlechtern können, dass die Schaffung einer sicheren Basis miteinander nicht mehr möglich ist.

In dieselbe Kategorie gehören Menschen, die trotz großer therapeutischer Anstrengungen nicht davor zu schützen sind, sich permanent in eine extreme Sündenbockposition zu bringen. Für diese Patienten ist eine längere ambulante Vorbereitung im Einzelsetting die einzige Möglichkeit, sich allmählich auf zwischenmenschlichen Austausch mit ihrem Therapeuten einzulassen, der ihnen ihren Eigenanteil an den Verwicklungen schonender beibringt als die Mitpatienten einer Klinik. Später kann die indizierte Komplexbehandlung dann wesentlich leichter erfolgen.

Die Methodik in einer ambulanten Psychotherapiepraxis ist in den seltensten Fällen multimodal. Dennoch kann der Aspekt der Pluralität auch bei rein verbal orientierter Methodik in der Einzeltherapie gefördert werden, indem der Therapeut z.B. immer wieder Perspektivenwechsel oder die Suche nach mehreren Erklärungsmöglichkeiten anregt. Methoden- oder gar Verfahrenskombinationen sind in der Praxis oft schwer durchführbar, widersprechen dem Kostenübernahmeverhalten der Krankenkassen oder dem eigenen Ausbildungsstand. Zumindest die Kombination von Einzel- und Gruppentherapie kann als stützende Maßnahme beantragt werden. Gruppenpsychotherapie ist eine gute Möglichkeit, um in der ambulanten Praxis MBT anzubieten.

Für Personen mit schwerer Persönlichkeitsstörung müssen auch Kapazitäten für Notfall- und Krisengespräche angeboten werden. Falls dies in der Praxis nicht zu leisten ist, geht es um Absprachen mit Kollegen oder Institutionen, die dies tun.

Die meisten Psychotherapeuten beantragen bei schwer persönlichkeitsgestörten Patienten keine Psychoanalyse mit entsprechend ausgiebigem Stundenkontingent. Eine hochfrequente Psychoanalyse im Liegen ist bei der Zielgruppe von MBT auch kaum die Methode der Wahl. Deshalb gibt es meist nur beschränkte Stundenkontingente bei der Finanzierung durch die Krankenkassen.

Doch ist es hilfreich und ganz im Sinne der MBT, die Mentalisierungsfähigkeiten des Patienten beim Erstantrag nicht zu überschätzen und zunächst ein stützendes und erst später ein mehr konfliktbearbeitendes Vorgehen vorzuschlagen. In der Summe der Stundenkontingente kommt dann doch eine mehrjährige Behandlung zustande, die inhaltlich gerechtfertigt ist.

Eine psychiatrische oder nervenärztliche Praxis kann sich an einem mentalisierungsbasierten Therapienetzwerk beteiligen. Sie kann in ihrer Vielfalt und Flexibilität von angebotenen Leistungen sogar ein zentraler Garant für die Sicherung des Gesamtprozesses sein. Wichtig sind dabei die Stabilität des Rahmens, die Regelmäßigkeit und Zuverlässigkeit des Austausches mit den psychotherapeutisch mitbehandelnden Kollegen und die Offenheit für verschiedene Sichtweisen verschiedener Methoden. Eine andere Haltung würde gerade in angespannten Therapiesituationen nicht zu einem produktiven Miteinander, sondern zu unproduktiven Spaltungen unter den Behandlern führen.

Im nächsten Abschnitt werden einige Gedanken zu einem Netzwerkkontext von Behandlung erläutert.

4.4.12 Behandlungsketten und -netzwerke

Jeder Patient befindet sich in einem Netzwerk psychosozialer Einflüsse, und nur einige davon sind Therapieangebote. Behandler sollten sich dafür interessieren, was vor, nach und neben der jetzigen Psychotherapie geschieht.

Es gehört zu einer guten mentalisierenden Aktivität des Therapeuten, sich mit diesen Grenz- und Übergangserfahrungen des Patienten zu befassen und sowohl Erfahrungen in Vorbehandlungen als auch die frühzeitige Sicherstellung der Weiterbehandlung in die Therapie mit einzubeziehen (Bolm 2014c, Bolm / Herzog 2009c).

Beispiel für ein MBT-Netzwerk

Die MBT-Station am Klinikum Christophsbad Göppingen (Bolm / Herzog 2009) arbeitet eng mit der benachbarten Kriseninterventionsstation zusammen und hat ein eigenes ambulantes Nachsorgeprogramm. Die Aufnahmeplanung erfolgt über ein ambulantes Vorgespräch oder über die Kriseninterventionsstation.

Das übergreifende Therapiekonzept beider Angebote heißt Mentalization-Based Treatment. Die Fokussierung auf das Mentalisieren wirkt sich auf das Stationsklima, die Interventionstechnik, den Umgang mit Verträgen und Regeln, Settinggrenzen und -übergänge und auf die Organisationskultur aus, die Stimmung ist neugierig und oft spielerisch. Die Kohärenz des Gesamtansatzes wird als Kernkompetenz von Patienten und Mitarbeitern wahrgenommen.

Kriseninterventions- und Fachpsychotherapiestation ergänzen sich in ihrer antiregressiven Grundhaltung, naturgemäß ist der in dieser Klinik auf Tage bis wenige Wochen angelegte Krisenaufenthalt sehr viel mehr auf Symptomentlastung, Fertigkeitentraining, Motivation und Weichenstellung ausgelegt als die mehrmonatige Fachpsychotherapie.

Das einjährige ambulante Nachsorgeprogramm mit Einzel- und Gruppentherapie hat zum Ziel, die Behandlung abzuschließen oder die Weiterbehandlungsfähigkeit in einer psychotherapeutischen Praxis zu erreichen.

Regelmäßige Veranstaltungen und Fortbildungen mit Niedergelassenen verbessern hier die Zusammenarbeit. Ein dichteres ambulantes Netzwerk ist in Planung.

Die Besonderheiten dieses Angebots sind seine inhaltliche Kohärenz, die enge Vernetzung zwischen Ambulanz, Krisenstation, Fachpsychotherapiestation, Nachsorgeprogramm und Niedergelassenen sowie die in derselben Klinik vorgehaltenen Alternativen und Ergänzungen, die Spezialbereiche für Psychosomatik bei körpernah erlebten Störungen und für Suchtbehandlung bei gleichzeitigem Auftreten von Sucht und Persönlichkeitsstörung.

So werden in der Versorgungskette Brüche vermieden, durch die Patienten mit Persönlichkeitsstörungen schnell in dramatische Verlustängste oder zum präventiven Rückzug aus dem therapeutischen Geschehen gelangen können.

Die Aufnahme auf geschützte psychiatrische Stationen ist selbst bei schweren Krisen nur noch in Ausnahmefällen erforderlich. Das Angebot wird von Niedergelassenen als Entlastung und Vorbereitung der Patienten auf eine Behandlung im Praxissetting oder als begleitendes Sicherheitsnetz wahrgenommen.

Organisierte, settingübergreifende Behandlungsketten und systematisierter Austausch zwischen Behandlern bewahren Patienten davor, Therapeuten- und Settingwechsel als überfordernd zu erleben (Bolm 2014c). Wenn Planungsunsicherheiten seitens der Behandler bei Patienten zu starke Angst oder Ohnmacht auslösen, dann ist die Rezidivgefahr für nicht mentalisierende Muster hoch (unmittelbares Ausagieren und Suche nach dem unmittelbar verfügbaren Retter, Suchtstoff etc.).

Finden aber solch schwierige Themen innerhalb der Therapie einen Platz, so können sich ganz neue Chancen für die Entwicklung auftun, wie das folgende Beispiel zeigt.

Chance der reflektierenden Nachlese

„Jetzt aus dem Abstand heraus und im Gespräch mit meiner ambulanten Therapeutin habe ich erst verstanden, dass ich damals auf Station meine disziplinarische Entlassung provoziert habe. In dem Moment konnte ich nicht klar denken, und Sie konnten mir alles sagen, was Sie wollten, ich war nur sauer!

Dann ist mir aber klar geworden, wovor ich weggelaufen bin, ich hatte Angst, dass Sie mir zu wichtig werden, dass ich den Abschied nicht aushalten kann. Im Nachhinein kann ich viel daraus lernen und finde es richtig gut, dass meine Therapeutin und Sie zu einem Nachbesprechungstermin Ja gesagt haben."

Das Denken in Behandlungsketten und -netzwerken setzt beim Therapeuten einen gewissen Abstand zu seinem eigenen Narzissmus voraus. Lange Verläufe mit Settingwechseln sind bei Patienten mit schweren Persönlichkeitsstörungen die Normalität und kein Versagen des niedergelassenen oder klinischen Behandlers. Im Gegenteil geht es darum, die nötigen Wechsel im Sinne des fortlaufenden Therapieprozesses unter persönlicher Zurücknahme des einzelnen Behandlers zu gestalten.

Bei schweren Mentalisierungsstörungen alleinig darauf zu vertrauen, dass der Patient nach einem Settingwechsel beim neuen Therapeuten schon seine Ziele benennen kann oder sich das Problem schnell und vollständig genug inszenieren wird, würde Mentalisierungsbrüche unnötig forcieren.

Der Patient, der oft im Äquivalenz- oder Als-ob-Modus ist und über Inszenierungen sein Problem verdeutlicht, müsste dann gewissermaßen immer wieder von vorne damit anfangen, seine Problematik komplex genug zu inszenieren, bis der neue Therapeut das nötige Verständnis für ihn entwickelt hat.

Systematisch können all diese Gesichtspunkte in die Einrichtung regionaler oder organisationsgebundener Behandlungspfade münden.

Eine Arbeitsgruppe für „Klinische Behandlungspfade für Patienten mit Persönlichkeitsstörungen", zusammengesetzt aus allen Sektionsleitern der beteiligten Settings, war einige Jahre für die Region Utrecht/Niederlande mit ca. einer Million Einwohnern tätig. In dieser schulen- und settingübergreifenden Arbeitsgruppe wurden die Indikationskriterien, Settings, Dosierung, Dauer und Evaluationsmaßnahmen für sämtliche ambulanten, tagesklinischen und stationären Behandlungsangebote für Persönlichkeitsstörungen in Entscheidungsbäumen festgelegt. Das Vorgehen für diejenigen Patienten, welche an den Schnittstellen zu den klinischen Pfaden Angst, Depression, Essstörung, Sucht und Trauma angesiedelt oder nicht gut einzuordnen waren, wurde gemeinsam mit den entsprechenden Arbeitsgruppen für diese Pfade erarbeitet.

4.4.13 Praxis der Mentalisierungsförderung

Dieses Unterkapitel vertieft die anfänglichen allgemeinen Ausführungen zum Mentalisierungsmodell unter dezidiert praktischen Aspekten. Die Kapitel sind inhaltlich so gestaltet, dass sie auch unabhängig vom Theorieteil verstanden werden können.

MBT macht die Förderung des Mentalisierens zum ersten und expliziten Behandlungsziel. Die Grundlage von MBT ist daher, alles zu fördern, was unmittelbares Mentalisieren im Hier und Jetzt ermöglicht. Angesichts der strukturellen Defizite der Patienten ist es entsprechend wichtig, ein sinnvolles Verhältnis zwischen Veränderungsanreiz und Stabilität zu finden und alles zu unterlassen, was kognitiv und affektiv so überfordert, dass ein mentalisierender therapeutischer Prozess behindert wird.

Die allgemeinen Strategien der Mentalisierungsförderung lassen sich in fünf Punkten zusammenfassen:

1. Sicherheit vermitteln, hyperaktives Bindungssystem deaktivieren
2.. Neugier vermitteln, Explorationssystem aktivieren
3. Austausch fördern, Explorationsprozess sichern
4. Kohärenzerleben und intersubjektive Realitätssicht fördern
5. Dialektischen Prozess eingehen zwischen hinreichendem Sicherheitserleben und Mut zur Konfrontation mit unbekannten oder belastenden Erfahrungen

Aus diesen Grundprinzipien lassen sich praktische Konsequenzen für die Struktur, die Grundhaltung und die Methodik der MBT ableiten. Diese Folgerungen für die Organisation der Behandlung sind in der MBT jedoch keine Einzelmaßnahmen, die unabhängig voneinander zu sehen wären.

Die Kohärenz von Theorie, Therapiestruktur und Behandlungsprozess ist eines der wichtigsten Prinzipien der MBT. Kohärenz bedeutet in diesem Zusammenhang, dass das theoretische Bezugssystem und die praktische Umsetzung zusammenpassen. Die Passung betrifft sowohl die Struktur als auch die Prozesse der Behandlung, die allesamt im Dienste der Mentalisierungsförderung stehen.

4.4.14 Mentalisierungsbasierte therapeutische Grundhaltung

Die therapeutische Neugier in der MBT basiert auf der Anerkennung der Individualität des Selbsterlebens und des Selbstkonzepts und auf der daraus folgenden intersubjektiven Konstruktion von Realität. Dazu gehört das Eingeständnis, dass sich jeder Mensch täuschen kann.

Wenn wir die grundsätzliche Individualität und Verschiedenheit von Menschen anerkennen, können wir über das Innenleben anderer Menschen nur Vermutungen anstellen. Zwar helfen uns verbale und nonverbale Hinweise dabei, die wir mit unserer allgemeinen Menschenkenntnis abgleichen. Objektive Gewissheit über Gefühle, Motive und Überzeugungen eines anderen Menschen kommt jedoch nur beim Wahn, im Äquivalenzmodus und bei der teleologischen Realitätsinterpretation vor.

Demgegenüber schützt die Haltung der nicht wissenden Neugier vor einer nicht mentalisierenden Pseudosicherheit, respektiert die Subjekt-Objekt-Grenze (Bolm 2014b) und ermuntert zum permanenten Weiterdenken und Weiterforschen über subjektives Erleben und Identität.

Der explorative Prozess ist das Vehikel, mit dem Mentalisieren erfahrbar wird. Neugieriges Fragen ist einerseits gelebte Grenzziehung („Du weißt etwas, was ich nicht weiß“) und andererseits Verbindung zwischen Innen und Außen, Subjekt und Objekt („Ich möchte gerne etwas von Dir wissen“).

Im therapeutischen Dialog ist die Formulierung von objektiven Wahrheiten über Mentales eine Mentalisierungsbremse. Das Stehenbleiben beim „objektiven“ Ergebnis behindert Neugier, weitere Exploration und Klärung.

Die Repräsentanz für einen kreativen Möglichkeitsraum (Winnicott 1971) aufzubauen ist wichtiger als die Objektivität und die präzise Formulierung einer Deutung.

Selbst wenn der MBT-Therapeut etwas über die Innenwelt des Patienten vermutet, wird er es nur dann zur Diskussion stellen, wenn er den Erforschungs- und Klärungsprozess damit fördert und nicht ausbremst. Ein MBT-Therapeut weist auch Projektionen nicht sofort zurück, weil sie seiner Meinung nach unzutreffend sind, sondern bleibt neugierig, wie der Patient auf diese Sichtweise kommt.

Brüche im Mentalisierungsprozess sind normal, sie kommen bei gesunden Menschen vor, gehäuft aber bei psychisch erkrankten. Patienten, Therapeuten und Behandlungsteams können in Zustände geraten, in denen sie die Realität im Äquivalenz- oder Als-ob-Modus wahrnehmen oder das Verhalten ihrer Mitmenschen teleologisch oder konkretistisch interpretieren.

Das Mentalisierungskonzept ist ein für Patienten und alle therapeutischen Berufsgruppen verständliches Hilfsmittel, um diese Brüche im Realitätserleben aufzuspüren und zu benennen. Danach beginnt die Suche nach den individuellen oder situativen Gründen hierfür. Störungen im Mentalisierungsprozess werden auf diese Weise zum Anstoß für eine Vertiefung des gegenseitigen Verständnisses. Im Ergebnis kann der Therapeut die Perspektive des Patienten besser verstehen und validieren. Das fördert die Fortsetzung des mentalisierenden Therapieprozesses.

Die therapeutische Grundhaltung in der MBT kann in sieben Punkten zusammengefasst werden:

1. Irren ist menschlich, Fehler sind möglich
2. Nichtwissende Neugier
3. Exploration vor Einsicht
4. Prozess vor Inhalt
5. Intersubjektivität statt Objektivität
6. Validierung vor Infragestellung
7. Unterbrechungen des Mentalisierens erkennen und Wiederherstellung ermöglichen

Ein hypothetisches und der besseren Übertragbarkeit wegen sehr allgemein gehaltenes Fallbeispiel soll diese Prinzipien in ihrer praktischen Relevanz verdeutlichen:

Mentalisierende Haltung auch in der Anspannung bewahren
Ein Borderlinepatient entwertet ständig seinen Behandler. Der MBT-Therapeut strebt kleinschrittig zunächst eine Klärung der ärgerlichen Affekte des Patienten an und wenn der Patient selbst seine Gefühle benennen kann, fragt er ihn:
„Was hat Sie denn so wütend auf mich gemacht? Welchen Anteil habe ich daran?“ Und angesichts einer unklaren Formulierung des Patienten insistiert er neugierig: „Könnten Sie mir genau diesen Punkt noch genauer erklären?“
Nach der Verständigung über die Auslöser, möglicherweise Übertragungsauslöser, interpretiert er wiederum nicht, schon gar nicht unbewusstes Material. Stattdessen validiert der Therapeut die Sichtweise des Patienten: „Aha, wenn das so ist, kann ich jetzt die Gründe für Ihren Ärger besser verstehen. Das war nicht meine Absicht, es tut mir leid, dass ich Sie so enttäuscht habe.“
Wieder wartet er ab, um zu sehen, wie der Patient reagiert. Erst wenn die Validierung eine Entspannung bewirkt, bringt der MBT-Therapeut vertiefende und kontrapunktische Interventionen ein, wie z. B.:
„Und was denken Sie, warum ich mich Ihnen gegenüber so verhalten habe?“
„Ist das die einzige Erklärung, die Ihnen für mein Verhalten einfällt, oder können Sie sich auch andere Gründe vorstellen?“
„Könnten Sie sich vorstellen, dass jemand anders das, was Ihnen vorhin passiert ist, auch ganz anders erleben kann?“
„Ich habe mich vorhin sehr gewundert, dass Sie sich sofort so sicher über meine schlechten Absichten waren. Können Sie meine Überraschung verstehen?“
„Können Sie mir näher erläutern, was Sie so sicher machte? Ich finde ich es meist ziemlich schwierig, ganz ohne Klärung die Absichten eines anderen Menschen genau zu kennen. Ich weiß nicht genau, ob es Ihnen jetzt mit mir anders gegangen ist. Möchten Sie mir dazu etwas mehr sagen?“
oder im Sinne von „stop – rewind – explore“ (*siehe Abschnitt spezielle MBT-Interventionen*)
„Das habe ich vorhin ganz anders erlebt als Sie, ich habe es als (…) empfunden. Was meinen Sie, wie konnte es zwischen uns zu so unterschiedlichen Einschätzungen kommen?“

4.4.15 Mentalisierungsbasierte Behandlungsstruktur

Mit Struktur ist alles gemeint, was mit äußerem Rahmen, Setting, Regeln, Zeit, Räumlichkeiten, Personalausstattung, organisatorischem Hintergrund und Wissensmanagement zu tun hat.

Die Struktur der Behandlung muss im Dienste der Mentalisierungsförderung sicher, klar, konsistent und transparent sein. Zentral geht es um die Bereitstellung einer sicheren Basis.

Der Behandlungsrahmen erfüllt sowohl für Patienten wie auch für Therapeuten die Funktion der sicheren Basis, auf der sich therapeutischer Spiel- und Entwicklungsraum entfalten kann.

Aus der Sicht der MBT wird eine Behandlungsstruktur dann als sicher erlebt, wenn sie für Patienten und Therapeuten eine gemeinsame äußere Realität wie auch innere Bezüge zur Verfügung stellt, in der iatrogene oder organisatorische Mentalisierungshemmnisse vermieden und Krisen aufgefangen werden.

Ein klarer, konsistenter und transparenter Rahmen bedeutet, dass die Bedingungen der Therapie verständlich, übersichtlich und aufeinander abgestimmt sind. Jeder Patient und jeder Therapeut kennt die Regeln, jeder Therapeut hat die Begründung für jede Regel verstanden und hält sich daran. Jede Ausnahme wird im Team unter Wahrung der Verantwortlichkeiten diskutiert. Wieder geht es bei Klarheit, Konsistenz und Transparenz um Entängstigung, um damit Räume für das Mentalisieren zu öffnen.

Unzuverlässige oder intransparente Regel-, Raum-, Zeit- und Personalabsprachen sind ebenso schädlich wie ein organisatorischer und kultureller Hintergrund, der die therapeutischen Prozesse faktisch und klimatisch untergräbt. Hier müssen Ökonomie, Organisationskultur und Therapiekultur einen Kompromiss finden, der auf das Behandlungsklima Ruhe und Sicherheit ausstrahlt.

Auch sollte die Termin- und Angebotsstruktur des MBT-Angebots nicht zu komplex und in jedem Fall verständlich und verlässlich sein. So bietet es sich an, in einer tagesklinischen oder stationären Behandlung nicht zu viele unterschiedliche Bausteine vorzuhalten.

Ein bunter Strauß von zehn bis 15 verschiedenen Behandlungsmodulen kann zwar auf den ersten Blick beeindruckend aussehen, kann aber nur von denjenigen Patienten gut genutzt werden, die schon ausreichend mentalisieren können.

Strukturell beeinträchtigte Patienten müssen auch unter Anspannung noch erkennen können, wie sich die Angebote methodisch unterscheiden, warum sie mitmachen sollen, was sie thematisch wo unterbringen können. Auch die Mitarbeiter müssen in der Lage sein können, die Beobachtungen aus den verschiedenen Therapiebausteinen im Dienste übergeordneter Therapieziele zu integrieren.

Es ist sinnvoll, auf einer MBT-Einheit nur eine übersichtliche Anzahl von Therapieverfahren und –methoden vorzuhalten. Dafür ist die Dosis jedes Angebots höher und die Präsenz aller mitarbeitenden Teammitglieder bei Supervisionen, Ziel- und (Zwischen-) Bilanzgesprächen gewährleistet. Auch zwischen den aufeinanderfolgenden Angeboten ist in der Regel etwas Zeit „zum Verschnaufen“ eingeplant. Bei der Gesamtorganisation des Programms wird versucht, die Abläufe aus den Wechselfällen schneller institutioneller Veränderungen herauszuhalten. Dafür wird den Zuständigen mehr Verantwortung für die langfristige Planungsstabilität übertragen.

Auf einer MBT-Behandlungseinheit ist nach Erfahrungen des Autors der Wochenplan idealerweise so gestaltet, dass die Kontinuität von Methode, Raum, Zeit und Personal spürbar wird. Ein bestimmtes Angebot findet, wenn möglich, immer zur selben Zeit im selben Raum mit denselben Beteiligten statt.

Der äußere Rahmen einer Therapie dient den Beteiligten als sicherer Bezugs- und Kontrapunkt für ihre innere, mentale Welt, besonders wenn diese als irritierend und bedrohlich erlebt wird. Auf die vorbildhafte Bedeutung der Organisations- und Kommunikationskultur auf Therapeutenseite kann nicht genügend hingewiesen werden.

Ein kritischer Patient kann sich darauf verlassen, dass seine nächste vereinbarte Therapiesitzung zur vereinbarten Zeit im vereinbarten Raum mit dem erwarteten Gesprächspartner stattfinden wird, auch wenn er fantasiert, dass sein Therapeut ihn wegen seiner letzten Äußerungen nicht leiden kann. Zum Rahmen gehören Verhaltensregeln und Grenzen, auf die sich die Beteiligten verständigt haben. Ein Patient weiß,

- dass er bei Auseinandersetzungen keine körperliche Gewalt oder verbale Gewaltandrohung ausüben darf oder zu fürchten hat,
- dass sein Therapeut keine willkürlichen Spiele oder missbräuchlichen Aktionen mit ihm veranstaltet, und
- dass es bei all seinen therapeutischen Aktivitäten um eine mentalisierende Reflexion seiner Realität geht.

Durch diese Rahmensetzungen werden dem Äquivalenzmodus mit seinen Projektionen und dem blinden, unreflektierten Handeln Grenzen gesetzt, damit Raum für Mentalisieren entsteht. Auch teleologische und konkretistische Realitätsinterpretationen werden hinterfragt und verstanden.

Zum Rahmen gehört auch die Berücksichtigung des Systemkontexts (Bolm 2014c). Die strukturellen Probleme und die wichtigen Ressourcen der Patienten finden sich auf allen Spielfeldern des täglichen Lebens. Dieses Leben findet hauptsächlich außerhalb einer Praxis, Klinik oder Beratungsstelle statt. Das hat Folgen für die Behandlungsqualität strukturell beeinträchtigter Patienten. Denn sie neigen dazu, Wichtiges aus der Therapie auszuklammern, bleiben manchmal im Als-ob-Modus, lassen ihre Schwierigkeit mit der mentalisierenden Integration von innerer und äußerer Realität außen vor. Bleibt es dabei, dann läuft die Therapie ins Leere.

Systematisch und regelmäßig sollte sich der Therapeut in der MBT nach den äußeren Lebensverhältnissen wie Wohnung, Arbeit, Finanzen, Freizeitgestaltung und nach den wichtigsten Bezugspersonen des Patienten erkundigen und nach deren Einschätzung und Sichtweise der vom Patienten vorgebrachten Erlebnisse fragen, bedarfsweise auch Angehörige oder andere Beteiligte in die Therapie einbeziehen. Die Einbeziehung Externer ist auch dann hilfreich, wenn es nur virtuell geschieht, also wenn es sich nur um hypothetische Einschätzungen der Sichtweisen dieser Personen handelt. Wenn hauptsächlich Sozialarbeiter mit diesen Themen befasst sind, dann müssen sie zentral in die Gestaltung des Therapieprozesses einbezogen werden.

Ebenso interessiert den MBT-Therapeuten, was in den enorm bindungsrelevanten Situationen geschieht, wenn der Patient sich neu auf die Therapie einlässt, sich von seinem Therapeuten verabschiedet, das Setting oder das Bezugsteam wechselt (Bolm 2014c).

Ein Therapeut oder ein Team muss die verschiedenen therapeutischen und beraterischen Aktivitäten zielorientiert koordinieren. Durch solche settingübergreifenden Versorgungsketten werden „Brüche" in der therapeutischen Haltefunktion vermieden oder vom Patienten als reparabel erfahren.

Zum Rahmen der Therapie gehören auch Konzepte für den Umgang mit Rahmenverletzungen, Krisen, typischen Therapiegefährdungen und Notfällen. Dem gelten eigene Behandlungsabschnitte.

Eine Behandlungsstruktur, die störungsorientiert auf Borderlinepatienten eingerichtet ist, stellt dafür spezielle Strukturelemente zur Verfügung, systematische Fort- und Weiterbildung und Supervision.

Zum Ende des Abschnitts über die Behandlungsstruktur sollen einige kritische Bemerkungen über die Verwendung des Rahmenkonzepts stehen. Ausgangspunkt dieser Gedanken ist eine manchmal in Borderline-Behandlungsteams aufgeheizte Stimmung, die durch schwierige interaktionelle Konstellationen und reale und fantasierte Bedrohungen entsteht. Die Folge davon kann eine vorübergehende Priorisierung der äußeren Sicherheit sein, eine Fokussierung auf praktische Maßnahmen zur Reduktion der Suizidalität oder der Selbstverletzungen. Das ist verständlich und führt bei Borderlinebehandlern zu einer großen Sensibilität den Behandlungsrahmen betreffend.

Diese bei Gefahren sinnvollerweise eingeengte Haltung kann sich jedoch auch zum Widerstand gegen andere wichtige Themen auswachsen. Eine dauerhafte Einengung auf den äußeren Rahmen auf Kosten des mentalisierenden Prozesses dokumentiert eine teleologische Interpretationsweise; diese sollte eine Klärung der Therapiesituation und Gegenübertragungsanalyse zur Folge haben und die Wiederherstellung des reflektierenden, mentalisierenden Prozesses zum Ziel haben: Wie konnten Patienten und/oder Behandler so weit kommen, die mentalen Prozesse außer Acht zu lassen, welche Motivationen und Abwehrnotwendigkeiten aller Beteiligten stecken dahinter?

Ein Beispiel soll einen solchen Prozess verdeutlichen:

Inhaltliche Einengung im Behandlungsteam

Ein Team wurde von der Patientengruppe mit immer neuen Rahmenverletzungen in Atem gehalten. Allmählich drehte sich die Aufmerksamkeit des Teams und die Diskussion unter den Patienten nur noch um Taten, deren Nachweis, Vertuschung, geforderte oder befürchtete Bestrafung.

Da bemerkten die Therapeuten ihre inhaltliche Einengung, brachten diese Beobachtung als Anregung in die Gruppensitzungen ein und machten sich zusammen mit den Patienten auf die Suche, wie es zu diesem Zustand kommen konnte.

Es stellte sich heraus, dass es sich um eine psychosoziale Kompromissbildung zwischen Wunsch bzw. Impuls und Angst gehandelt hatte, die genau zu einem Zeitpunkt einsetzte, als mehrere Patienten der Gruppe die Phase ihrer akuten Selbstgefährdungen hinter sich gebracht hatten und begannen, sich mit ihren spontanen und zum Teil beängstigenden positiven und negativen Affekten und mit ihren Sehnsüchten zu befassen. Für etliche eher konkretistisch erlebende Patienten war dies völliges Neuland, während der Streit um Delikte sich für die meisten vertraut anfühlte.

Die Erkenntnis der Gruppe in diese Zusammenhänge bewirkte weitergehende Fragen und sowohl eine Vertiefung der gemeinsamen Arbeit als auch einen Zuwachs an Vertrauen in die Kraft der Gruppe.

4.4.16 Mentalisierungsbasierte Behandlungsmethodik

Mentalisierungsförderung wirkt sich in der MBT auf die Methoden aus, von der Auswahl innerhalb des komplexen Angebots angefangen über die spezielle Prozessgestaltung bis zur Ebene der Feinregulierung des Beziehungsgeschehens.

Mentalisieren ist eine Aufgabe für alle an der Therapie Beteiligten.

Mentalisierungsfähigkeit entsteht in der Therapie im interpersonellen Kontext zwischen Patienten, Mitpatienten und Therapeuten, dort muss sie sich auch bewähren, und dort kommen Mentalisierungsbrüche zum Vorschein. Mentalisieren zu können ist dementsprechend nicht allein eine Aufgabe für die Patienten, sondern für alle, die in der Therapie mit Mentalisierungsbrüchen und Defiziten zu tun bekommen. Das Augenmerk aller muss es sein, den Prozess des Mentalisierens voranzubringen, eigene Hemmnisse zu erkennen und sie zu beseitigen. Entsprechend sind die Therapeuten gefordert, bei sich selbst zu beginnen und permanente Gegenübertragungsanalyse zu betreiben.

Mentalisieren benötigt eine optimale affektive Intensität. Anders gesagt, für MBT ist die optimale „Betriebstemperatur", die Intensität des Erlebens, von zentraler Bedeutung: Emotionale oder kognitive Überforderung führt in den Äquivalenzmodus oder zur Abspaltung von Realitätsaspekten, während ein großer Abstand von bewegenden und berührenden Themen zwar vorübergehend entlasten kann, langfristig aber das Als-ob-Erleben fördert. Denn zu viel emotionale Schonung und Unterforderung verhindern eine produktive Auseinandersetzung mit Entwicklungsproblemen.

Zu viel Kälte macht unbeweglich, zu viel Hitze lässt Abstand von den heißen Eisen halten, die doch geschmiedet werden müssen.

Die therapeutische Beziehung steht im Mittelpunkt der Arbeit. Für mentalisierungsfördernde Behandlung ist die Arbeit an und in bindungsrelevanten Beziehungen entscheidend. Dafür ist die therapeutische Beziehung als Instrument unverzichtbar. Sie bietet einerseits eine sichere Basis für das Reflektieren über frühere und aktuelle Beziehungserfahrungen. Andererseits ist sie der Modellfall für eine bindungsrelevante Beziehung, in der Verbundenheit und Getrenntheit, Mentalisieren und der Umgang mit Mentalisierungsbrüchen erfahren und geübt werden können. Angesichts von Vorsicht, Vertrauen, Missverständnissen, Erwartungen, Enttäuschungen, Übertragung, Verschiedenheit, Ähnlichkeit, Nähe, Abgrenzung und Abschied gibt es in einer Therapie vielfältige Anlässe, sich an Veränderungen zu wagen.

Nötig sind flexible therapeutische Rollenübernahme und Aktivität. Sämtliche Probleme des Hier und Jetzt und Dort und Damals können und sollen sich nicht in der Übertragung auf den Therapeuten widerspiegeln. Manchmal ist die therapeutische Beziehung in der Tat der Ort einer Inszenierung eines Problems, in einem anderen Fall muss sie die sichere Basis oder der Ort für Zeugenschaft für die heftige Qualität von Außenbeziehungen sein. Dann üben Therapeuten oder Gruppenmitglieder eine quasi elterlich-regulierende und containende Aktivität für ein mentalisierungsförderliches Klima von Sicherheit, Anregung, Irritation und Freiheit aus. Diese sehr unterschiedlichen Rollen erfordern eine flexible, ichstützende Aktivität, die genau auf den mentalen Zustand des Einzelnen oder der Gruppe eingestimmt ist.

Menschen, ihre Sichtweise von Realität und ihre Motive sind verschieden. Dies ist eine zentrale -- mentalisierende -- Lebensweisheit, die anerkannt und repräsentiert sein muss, bevor es um die Auseinandersetzung mit Inhalten gehen kann. Deshalb gehört die Anerkennung von Individualität und Pluralität zu den zentralen Grundsätzen von MBT. Intersubjektives Verständnis und Anerkennung pluraler Sichtweisen und Motive sind wichtiger als die Suche nach objektiver Wahrheit.

Pluralitätserleben wird durch Augenmerk auf den Gruppen- und Systemkontext und durch Methodenpluralität gefördert. Eine pluralitätsfördernde Methodik bedeutet ein hohes Augenmerk auf Gruppen-, Team- und Systemkontext. Selbst in einer Einzeltherapie sollten diese Zusammenhänge aktiv erfragt oder imaginativ hergestellt werden.

Verschiedene Sichtweisen können auch sichtbar werden, wenn verschiedene Verfahren zur Anwendung kommen, wie in den nächsten Abschnitten ausgeführt wird.

4.4.17 Von einzelnen Therapiebausteinen zum Gesamtkonzept

Die Kombination von Methoden und Settings stellt dann eine enorme Bereicherung und Steigerung der Effektivität dar, wenn sie einem mentalisierungsbasierten Gesamtkonzept folgt. Die Elemente sind dann konzeptuell gut aufeinander abgestimmt, und alle Beteiligten tauschen sich gut und regelmäßig miteinander aus. Deshalb handelt dieser Abschnitt von Multimodalität, Kohärenz und Koordination der Therapiebausteine.

MBT wurde im institutionellen und Teamkontext entwickelt. Im teilstationären Setting der Londoner Behandlungseinheit Halliwick hat das multimodale und teamgestützte Vorgehen einen genauso hohen Stellenwert wie in deutschsprachigen psychotherapeutischen Kliniken oder Tageskliniken.

Multimodalität im Teamkontext dient dabei der Anreicherung der Arbeit auf verschiedenen Kommunikationskanälen, insbesondere dann, wenn verbale bzw. symbolisierende Ausdrucksformen noch nicht adäquat mit interaktionellen und somatischen Phänomenen verbunden sind.

Sie hilft außerdem durch gleichzeitige Betrachtung der intrapsychischen, der Zwei- und der Mehrpersonenebene, ein Problem besser zu bearbeiten als nur mit einer Herangehensweise.

Sie steigert die Effektivität der Behandlung durch Kombination erlebnis-, reflexions- und übungszentrierter Methoden.

Für die Einnahme verschiedener Perspektiven ist es besonders hilfreich, wenn abhängig vom Verfahren Unterschiede in der Realitätssicht zu Tage treten. Denn dies hilft zu erkennen, dass Sichtweisen vom gegenwärtigen Zustand des Protagonisten und den Begleitumständen der Situation abhängig sind.

Therapiemethoden ergänzen sich

„Jetzt fällt mir auf einmal ein, letzte Woche habe ich doch schon dasselbe Problem in der Kunsttherapie gemalt. Da wusste ich aber noch nicht so richtig, warum ich meinen Vater so riesengroß gemalt habe und mich so klein. Heute morgen in der Gruppentherapie ging es darum, wie ich so rede, und da habe ich mich so über die Männer auf unserer Station geärgert, die mir nie richtig zuhören. Das war schlimm, als die mir sagten, dass ich immer so kleinmädchenhaft rüberkomme, und darauf hätten sie auf die Dauer keine Lust. Erst war ich wütend, aber jetzt bin ich richtig neugierig. Vielleicht kann ich es hier im Psychodrama besser zusammenbringen, was ich erlebt habe, … und etwas Neues ausprobieren.“

Multimodalität spricht viele Sinne an. Jedoch sollte die Verwendung von bildhaften Vergleichen, erlebnisintensivierenden Bildern oder Spielszenen zuvor genau geprüft werden. Denn der Patient sollte stabilen Abstand zum Äquivalenzmodus haben, sonst bestünde die Gefahr, durch die Bilder noch mehr von dazugehörigen Affekten, Fantasien oder Flashbacks überflutet zu werden. Wenn er dagegen unproduktiv im Als-ob-Modus fixiert ist, sollte er Bilder nicht zur Zementierung der Trennung von äußerer und mentaler Realität verwenden, sich z. B. in ständig repetierenden, nicht enden wollenden facettenreichen bildhaften Schilderungen ergehen.

Davon zu unterscheiden und durchaus sinnvoll können gezielte Imaginationsübungen sein, die in den Abschnitten über übende Verfahren und über Umgang mit Traumafolgen behandelt werden.

Der zweite Fokus bei der Anwendung verschiedener Methoden in der MBT ist die Kohärenz der Methoden. Damit der Prozess der Mentalisierungsförderung nicht iatrogen behindert wird, basieren alle verwendeten Methoden auf einem einheitlichen Menschenbild und einer einheitlichen Grundhaltung.

Wenn in der MBT verschiedene Verfahren und Experten zusammenarbeiten, dann geht es um die Integration von Individualität und der Verbindung untereinander. Dadurch demonstriert die MBT dem Borderlinepatienten ein Menschenbild und eine Austauschkultur, die ihm als Vorbild für seine mentalisierenden Fähigkeiten dient.

Alle Therapeuten eines MBT-Teams vertreten als übergeordnete Theorie den Mentalisierungsansatz und als Ziel die Mentalisierungsförderung. Der jeweilige Behandler behält aber im Konzert der verschiedenen Therapieinstrumente seinen individuellen theoretischen und methodischen Hintergrund mit seinen besonderen Stärken. Dadurch entsteht ein Ganzes, das mehr ist als die Summe seiner Teile.

In einer teamgestützten multimodalen Vorgehensweise werden also verschiedene Sicht- und Verhaltensweisen zusammenkommen, was die große Chance darstellt, dem Patienten verschiedene Realitätsaspekte zu vermitteln. Doch dies kann auch zu Spaltungen und dysfunktionalem gegenseitigem Ausbremsen führen. Durch den Rückgriff auf die gemeinsame Intention, die Verpflichtung auf MBT im Allgemeinen und die mit dem Patienten vereinbarten Therapieziele im Speziellen können diese Phänomene schnell erkannt werden. Der intersubjektive, die Pluralität und Multimodalität betonende MBT-Ansatz lässt Meinungsverschiedenheiten jedoch zu, sie werden nicht so bedrohlich empfunden wie in Teams, die auf der Suche nach einer einzigen objektiven Wahrheit sind.

Konkret wird in der MBT eine Vorgehensweise vorgeschlagen, die schulenübergreifend hilfreich ist, um Mentalisierung bei Patienten und Teammitgliedern zu fördern:

- Es gibt einen Bezugstherapeuten, in der Regel der Einzeltherapeut, der dafür sorgt, dass das multiprofessionelle Team mit all seinen methoden- und settingabhängigen Unterzielen an einem Strang zieht. Er ist verantwortlich für die Koordination der einzelnen Vorgehensweisen zur Erreichung der Gesamtziele.
- Ein gesamtverantwortlicher Therapeut, z. B. ein Oberarzt, leitender Psychologe oder Sozialpädagoge sorgt dafür, dass das Team mentalisierungsförderlich arbeitet und gelegentliches eigenes Nichtmentalisieren schnell entdeckt und wieder auflöst. Er stoppt und supervidiert, wenn die Behandlung vom Äquivalenzmodus dominiert wird oder zu einer Als-ob-Therapie zu werden droht, wenn die Diskussionskultur totalitär statt pluralistisch wird oder der mentalisierende Prozess durch eine Fixierung auf äußeres Verhalten oder Abgleiten in freies Assoziieren gefährdet ist.
- Diese Rollen sind klar und transparent verteilt. Wichtig sind dabei ein großer inhaltlicher Spielraum und mehr spielerische Entdeckerfreude als verbissene Kämpfe um die „einzig richtige“ Sichtweise.

In fortgeschritten trainierten MBT-Teams zeigt sich eine mentalisierende Haltung daran, dass die Teammitglieder bei heiklen Therapieentscheidungen verschiedene Sichtweisen engagiert diskutieren und dies aneinander wertschätzen, mehr als dass sie schnell, einhellig und unhinterfragt zu einstimmigen Entschlüssen kommen.

Die einzelnen Therapiebausteine werden vorbereitet, um dem Patienten als Teil des Gesamtkonzepts verständlich zu werden. Denn konfliktbelastete und strukturell beeinträchtigte Patienten erleben es als hilfreich, wenn sie Bescheid wissen, was in den unterschiedlichen Modulen der Behandlung auf sie zukommt und mit wem sie es zu tun bekommen. Solche Vorinformationen helfen, mit Anfangsängsten umzugehen und später schwierige Krisensituationen innerhalb der Therapie zu bewältigen.

Mentalisierungsförderlich ist eine Aufklärung über jedes Therapiemodul, mündlich vermittelt durch den verantwortlichen Therapeuten und schriftlich auf eine verständliche und für die Dauer der Gesamtbehandlung gut zugängliche Weise.

Bei Aufnahme ins MBT-Programm wird ein Ordner ausgeteilt, der neben Therapieregeln etc. zu jedem Therapiebaustein einen vom verantwortlichen Therapeuten verfassten Informationstext von höchstens einer Seite Länge enthält. Zusätzlich ist der Beginn jedes Bausteins mit einem Einführungsgespräch mit dem jeweiligen Therapeuten verbunden. Das spart im Endeffekt Ressourcen.

4.4.18 Einzelgespräche

In einer multimodalen Komplexbehandlung bietet Einzelpsychotherapie eine sehr intime Form der Behandlung an, die eventuell die bindungsrelevanteste Beziehung im Angebotsspektrum wird. Für Patienten mit einer tiefgreifenden Bindungsstörung bedeutet dies einen starken Reiz, sich anzuvertrauen oder das Scheitern bzw. den Verlust der Beziehung zu befürchten. Entsprechend ist die Einzeltherapie ein starker Auslöser für Erlebens- und Verhaltensmuster, die solche fundamentalen Erfahrungen repräsentieren. Elternübertragungen weisen dabei auf Eltern hin, wie sie tatsächlich erlebt wurden oder wie sie hätten sein sollen.

Vergleichbar mit einer hinreichend guten elterlichen Begleitung ist der MBT-Therapeut dem Patienten oft ein neugieriger, mal gelassener, mal energisch zur Reflexion, Diskussion und Integration anregender Begleiter in seinem Veränderungsprozess. Er dosiert die Tiefe der Einzelarbeit, sorgt z. B. dafür, dass die Probleme im Gruppensetting ihren Weg wieder dorthin zurückfinden und nicht mit stets stärker werdendem Aufwand in der Einzeltherapie nachbearbeitet werden. Er regt an, darüber nachzudenken, wie die Erfahrungen in der Gestaltungstherapie zu denen mit den Imaginationsübungen passen.

Im Umgang mit traumatisch bedingten Problemen wie Gewalt- oder Missbrauchserfahrungen ist die Einzeltherapie der geschützteste Ort, an dem entsprechende biografische Details besprochen und der Umgang mit traumabezogenen Symptomen geplant werden kann. Dagegen sind Gruppensettings für diese Aufgaben zu unvorhersehbar im Prozess.

Für stark soziophobische oder andere leicht zu beschämende Patienten ist das Mentalisieren im Einzelsetting leichter als in der Gruppe. Die intensive Gruppenarbeit führt bei diesen Menschen leicht zu Abbruchgedanken oder schweigendem Rückzug. Hier bietet sich das Einzelgespräch an, um die aktive Mitarbeit in der Gruppe zu unterstützen.

Ganz anders sieht die Situation bei Patienten aus, die ihre Gefühle und Gedanken besonders dann nicht mehr integrieren können, wenn sie sich in der Intimität des Einzelgesprächs befinden. Dann ist die Abbruchgefahr hoch, und die Gruppe ist das nötige Korrektiv für die Einzelgespräche.

Besonders in der Einzeltherapie ist die vorsichtige Nähe-Distanz-Regulation wichtig. Wenn dies berücksichtigt wird, kann der Patient durch das Erleben einer modellhaft gelingenden Bindungsbeziehung zum Einzeltherapeuten in die Lage versetzt werden, seine Mentalisierungsfähigkeiten weiterzuentwickeln.

Dafür strebt der MBT-Therapeut idealerweise eine positiv getönte Beziehung an. Er vermeidet es, alle negativen Übertragungen und Konflikte allzu forciert oder früh auf sich zu lenken. Die Entscheidung zur Arbeit in der Übertragung macht er von der allgemeinen und augenblicklichen Mentalisierungsfähigkeit des Patienten abhängig. Dem Umgang mit Übertragung ist ein späterer eigener Abschnitt gewidmet.

Der MBT-Therapeut zeigt vor allem dort Präsenz, wo der Therapieprozess vorangebracht und rahmensichernde oder andere Hilfs-Ich-Funktionen ausgeübt werden müssen.

4.4.19 Gruppenpsychotherapie

Gruppengespräche sind der ideale Ort, um zu mentalisieren oder es zu lernen. Ihnen ist deshalb ein eigener größerer Abschnitt im weiteren Verlauf dieses Buches vorbehalten. An dieser Stelle soll vor allem erwähnt werden, was die Gruppe im Gesamtkontext multimodaler Komplexbehandlung für Funktionen hat und welche Besonderheiten bei der Methodenkombination zu beachten sind.

Mentalisierungsbasierte Gruppentherapie hat das Ziel, dass die Teilnehmer sich und die Beziehung zu anderen Menschen besser verstehen. Die MBT-Gruppe ist psychodynamisch-systemisch orientiert und ist Therapie in der und durch die Gruppe (Bolm 2009b, 2012a, 2013, 2014a; Schultz-Venrath/Felsberger 2016).

Damit Gruppen mit mentalisierungsgestörten Patienten gelingen, hat sich eine vorhergehende Kontaktaufnahme, Vertrauensbildung und Psychoedukation durch den späteren Gruppentherapeuten bewährt. Auch dürfen die Einzelgespräche nicht mit zu intensivem Vorgehen die Gruppe ins Hintertreffen bringen.

Gruppentherapeuten wechseln in der MBT flexibel zwischen verschiedenen Rollen (z.B. Beobachter, Mitspieler, Experte, Polizist) und zeigen dabei, wenn nötig, persönliche Präsenz und regulierende Aktivität.

Psychodynamische Gruppenpsychotherapie eignet sich ausgezeichnet zur Mentalisierungsförderung. Dafür ist es jedoch wichtig, dass keine therapieschädlichen Prozesse unter den Patienten die Oberhand gewinnen, z. B. durch Praktizieren des Rechts des Stärkeren, Einfordern rücksichtsloser Offenheit über Traumatisierungsdetails durch die Mitpatienten oder ein Laufenlassen traumatischer Reinszenierungen von Grenzüberschreitung oder ohnmächtiger Lähmung. Eine iatrogene Tatenlosigkeit würde in diesen Konstellationen zu noch weiter reichenden Mentalisierungsstörungen führen, ohne Gewinn für eine im positiven Sinne korrigierende Erfahrung. Mikroszenen, in denen sich eine Grenzüberschreitung zeigt oder Anklänge an Ohnmacht reichen schon aus, um mit der Gruppe daran zu arbeiten.

Modifiziert gestaltet kann psychodynamische Gruppenpsychotherapie der zentrale Ort sein, in dem Individualität, Pluralität, Spontanität, Reflexion und Anwendung von Geübtem zusammenkommen.

4.4.20 Übende Verfahren

Übende Verfahren repräsentieren im Spektrum der MBT das ritualisierte Spiel im Gegensatz zum freien Spielen der psychodynamischen Verfahren (Bolm 2005). Rituale können einigen Menschen deshalb mehr Sicherheit vermitteln. Achtsamkeitsübungen, Entspannungstechniken, Fertigkeitentraining und Imaginationsübungen mit Gegenbildern gegen traumatische Intrusionen sind wichtige Instrumente, um aus dem Äquivalenzmodus wieder in einen angstarmen, mentalisierungsfähigen Zustand zu kommen. Auch Abgrenzung fällt manchen Patienten anfangs leichter, wenn sie zeitlich festgelegt und limitiert im Selbstsicherheitstraining verordnet ist, sodass sie danach einfacher in der freien Interaktion einer psychodynamischen Gruppe oder im Alltag ausprobiert werden kann.

Mentalisierungsfertigkeiten können auch mit Hilfe expliziter Übungen, zum Teil in Gruppen trainiert werden (*s. Kapitel 4.4.5: iMBT*), wie einige Beispiele verdeutlichen werden:

- Gesichtsausdrücken auf Fotos – oder durch Mitpatienten gespielt – werden die passenden Affekte zugeordnet.
- Eine Geschichte wird bis zur Mitte erzählt und dann eingeschätzt, was die Protagonisten empfinden und wie sie sich in der Folge weiter verhalten werden.
- Es wird – bei mehr Vertrautheit miteinander – eine von einem Gruppenteilnehmer erzählte Beziehungskonstellation systematisch daraufhin untersucht, was alle daran Beteiligten fühlen und für handlungsrelevante Motive haben.

Wichtig bei der Anwendung übender Verfahren in der MBT ist es, dass Übungen nicht im Als-ob-Modus zum perpetuierten Selbstzweck werden. Vermieden werden soll eine Pseudokompetenz, die nur so lange hält, wie die Umgebung stationärer Therapie Sicherheit zum Mentalisieren gibt. Kaum wäre der Patient zu Hause, bliebe von seinen gut geübten Fähigkeiten nichts mehr übrig.

Die ernüchternden Vorerfahrungen einer späteren MBT-Patientin verdeutlichen dies:

Eine Traumapatientin erinnert sich

„In meinen letzten beiden Behandlungen vor dieser konnte ich eigentlich das gesamte Skillstraining auswendig und alle Stabilisierungsübungen der Traumatherapie theoretisch und praktisch, vorwärts und rückwärts. Das nützte mir nur nichts, denn als ich zu Hause ankam, war innerhalb weniger Wochen alles wie weg! Ich hatte so viel Hoffnungen gehabt, doch da fühlte ich mich nur noch als Versagerin!"

Die Antwort auf diese Gefahren ist in der Mentalisierungsbasierten Therapie die Integration übender Verfahren in einen psychodynamischen Gesamtbehandlungskontext.

Die Beziehung zu Teammitgliedern und Mitpatienten im Therapiemilieu und den verschiedenen Gruppentherapien hilft genauso wie der Kontakt mit dem Alltag durch das Tageskliniksetting, Wochenend-Belastungserprobungen von Station aus oder Angehörigengespräche, um dysfunktionale Als-ob-Entwicklungen rechtzeitig zu bemerken, zu verstehen und zu überwinden.

4.4.21 Primär nonverbale und szenisch arbeitende Therapien

Kunsttherapie, Gestaltungstherapie, Musiktherapie, Psychodrama, Theater- und verschiedene Körperpsychotherapien sind Verfahren, in denen die sprachlich vermittelten Inhalte und Prozesse nicht an erster Stelle der Arbeit stehen. Durch die Betonung oder starke Einbeziehung nonverbaler Ausdrucksmittel öffnen sie Kommunikationskanäle für solche Patienten, die mit Worten (noch) nicht adäquat kommunizieren können oder dadurch, zusätzlich zum verbalen Austausch, neue Ausdrucksmöglichkeiten entdecken.

Diese Verfahren sind in der MBT für Patienten hilfreich, die den Kontakt zu einem verlangsamenden kreativen Prozess benötigen oder Gegenbilder zu beängstigenden Fantasien oder Erinnerungen entwickeln wollen. Nonverbale Therapien helfen auch, aus dem Als-ob-Modus heraus zu einem authentischen und ganzheitlicheren Selbsterleben zu finden.

Die MBT regt zu einigen Modifikationen für diese Verfahren an. Kunst-, Gestaltungstherapie oder Psychodrama müssen dazu beitragen, bildhaften Intrusionen und einem Hineinsteigern in den Äquivalenzmodus zu widerstehen, etwa durch frühzeitiges Ausbremsen beim Malen bluttriefender Bilder, beim Abbilden oder Nachspielen mehr oder minder realer bzw. stilisierter Traumata oder Gestalten von Todeslandschaften. Denn zur mentalisierenden Bearbeitung genügen Andeutungen der erlebten Extreme und der damit verbundenen Affekte. Das Trauma muss nicht in voller Wucht im Hier und Jetzt wiedererlebt werden. Eine weitere Intensivierung würde erschweren, im Hier und Jetzt die mit den Traumata verbundenen Probleme mentalisierend anzugehen. Keinem Patienten wäre geholfen, wenn erlebnisaktivierende Verfahren die vertrauten Muster von Äquivalenz- und Als-ob-Modus verstärken.

Hilfreich beim Mentalisieren von Traumata ist die Förderung der Fähigkeit zur Regulierung der Erlebensintensität und -qualität durch den Patienten selbst. Das berücksichtigt die besondere Erlebnisqualität Traumatisierter, lindert Ohnmachtsgefühle und erhöht die Selbstwirksamkeit.

Positive Bilder

Gegenstand der kreativen Gestaltung können die problematischen interaktionellen oder innerlichen Szenen sein, welche die Patienten mitbringen. Positive Bilder, wie sie aus der imaginativen Stabilisierungsarbeit bekannt sind, dienen der Stärkung der Ressourcen.

Oder Belastendes wird positiviert weitergestaltet, z.B. indem im Bild oder Psychodrama eine Retterfigur eingefügt wird oder ein Elternteil auf einmal so eingreift, wie es sich als gutes Elternteil hätte verhalten müssen. Diese Positivierung bietet sich auch für den Umgang mit Albträumen an. Oder das Kind aus der Spielszene bekommt das Wissen, die Kraft oder die Begleitung des heutigen Erwachsenen. Oder die Szene wird auf jede andere imaginär verfügbare, wunderbare, magische Weise entschärft.

Körpertherapie und Rollen- bzw. Theaterspiel sind angesichts der häufigen körperlichen Not-, Demütigungs-, Misshandlungs- und Missbrauchserfahrungen besonders auf die Feinabstimmung der Intensität angewiesen. Erlebnisintensivierung sollte bei Menschen, die an der Grenze zum Äquivalenzmodus die Realität erleben, vermieden werden.

Wenn dies gelingt, gerade auch unter Einbeziehung von Medien, Objekten und Gruppenprozessen, bieten primär nonverbale Verfahren eine hervorragende Möglichkeit, Nähe und Distanz, Ruhe und Aktion, Innen und Außen, Ich und Du zu erkunden.

Für die Mentalisierungsförderung ist es allerdings oft hilfreich, wenn genügend sprachlicher Austausch an die nonverbalen Erfahrungen angeknüpft wird.

Sich und andere ins Bild setzen

Die Gruppenmitglieder in der Gestaltungstherapie können explizit und implizit Mentalisieren üben, wenn sie die Bilder der Teilnehmer gegenseitig aufmerksam und zugleich achtsam auf die dahinter stehenden Affekte und Motive untersuchen und sich beim Austausch darüber gegenseitig kennenlernen. Dabei zählt nicht „die Wahrheit“ sondern der Such- und Kennenlernprozess.

Genauso kann dies mit Haltung, Bewegung oder Spielszenen geschehen. Hierfür bieten sich insbesondere Rollen- und Theaterspiel an.

Ganz anders gestaltet sich der Nutzen bei Rigidität von Normen und Perspektiven oder hartnäckiger dysfunktionaler Vermeidung. Bei diesen Phänomenen kann ein erlebnisaktivierender nonverbaler Zugang eine Verlebendigung bewirken und zur Veränderung herausfordern. Dann sollte jedoch darauf geachtet werden, dass ähnlich funktionierende Mitpatienten an diesen Prozessen beteiligt sind.

4.4.22 Sozialarbeit

Sichere reale Lebensverhältnisse bilden für Patienten mit neurotischen oder Persönlichkeitsstörungen die Grundlage für ein entspanntes Mentalisieren. Wem finanziell das Wasser bis zum Hals steht oder wer wohnsitzlos ist, der kann sich schwer auf differenzierte Reflektion jenseits konkreter Handlungstipps einlassen. In solchen Situationen trägt sozialarbeiterische Hilfestellung bei Wohnung, Finanzen, Arbeit und Freizeit maßgeblich zur Öffnung für den mentalisierenden Therapieprozess bei.

Auch im Spektrum des Behandlerteams können konkrete Hilfestellungen, Rollenspiele und Beratung im Umgang mit behördlichen und beruflichen Fragen, sowie Themen der Freizeitgestaltung den Behandlungsprozess manchmal wieder vom Kopf auf die Füße stellen. Gerade pseudomentalisierende Patienten benötigen dies, denn sie neigen dazu, sich vor den anstehenden Aufgaben des alltäglichen Lebens in eine Pseudotherapie oder unproduktives Psychologisieren zurückzuziehen.

Mentalisieren im Team kann aber auch helfen, konkrete Hilfe nicht überzubewerten. Das ist besonders wichtig, wenn bei Patienten eine konkretistische und teleologische Wahrnehmung der Realität durch eine mentalisierende abgelöst werden soll.

4.4.23 Medikamentenbehandlung

Die bedarfsweise Kombination von Psychotherapie und Psychopharmaka ist Bestandteil moderner, integrativer Behandlung schwerer psychischer Erkrankungen. Eine Indikation für medikamentöse Unterstützung kann etwa eine heftige Todesangst sein, hochgradige Zwangsstörungen oder kognitive, emotionale oder motivationale Einschränkungen bei schweren depressiven Symptomen.

Medikamente zur schnellen oder erfolgreicheren Symptomlinderung sind dann nötig, wenn die Alltagsbewältigung massiv einschränkt ist, Symptome einen sehr starken Leidensdruck hervorrufen, der Psychotherapieprozess durch Medikation erst möglich gemacht oder deutlich erleichtert wird und keine schnelle Besserung im Rahmen der Psychotherapie zu erwarten ist.

Doch eine psychopharmakologische Behandlung gegen die Borderline-Persönlichkeitsstörung oder – allgemeiner – strukturelle Störungen gibt es nicht.

Die Auswahl der Medikation richtet sich nach spezifischen Zielsymptomen, wie Angst, Depressionen, psychotischen Episoden oder schneller Reizbarkeit. Um sich nicht im Dschungel schwieriger Interaktionen zwischen Beziehungsarbeit und Pharmakotherapie zu verirren, bietet sich ein leitlinienorientierter Einsatz von Medikamenten an. Genauere Hinweise sind z. B. durch die Cochrane Collaboration (Lieb et al. 2010) ausgesprochen worden.

Sinnvollerweise berücksichtigen diese Vorschläge auch die Einbettung medikamentöser Behandlung in das psychotherapeutische Beziehungsgeschehen: In der MBT soll die Medikation dem Patienten helfen, um sich aus emotionaler Überforderung so zu befreien, dass sich Spielräume zum Mentalisieren öffnen.

Entsprechend vorsichtig wird mit Psychopharmaka verfahren, welche die Denk- und Fühlfähigkeit beeinträchtigen. Ausnahmen sind diejenigen Notfälle, in denen der Patient gezielt und kontrolliert ein „Sich-ausschalten-können" benötigt.

Süchtig machende Substanzen sind für die Mentalisierungsfähigkeit verhängnisvoll. Der Konsum bzw. die Verordnung psychisch und/oder körperlich abhängig machender Medikamente unterstützt eine konkretistische und teleologische Erlebensweise. Der Patient fühlt sich auf die konkrete Zufuhr des Suchtstoffs angewiesen, anfangs noch vorhandene Spielräume zum Mentalisieren werden zerstört, am Ende zählt nur noch die Verfügbarkeit des Suchtmittels.

Vorsicht ist auch geboten, wenn Therapeuten nicht mehr mentalisieren können und aus diesem Grunde Medikamente einsetzen. Auch irrationale psychopharmakologische Vielfachkombinationen mahnen zur Umkehr. Die oft implizite Hoffnung, durch eine Substanz aus einer schwierigen interaktionellen Konstellation oder Gegenübertragung herauszukommen, sollte Anlass für eine Handlungspause mit umfangreicher Gegenübertragungsanalyse geben.

Wie die einzelnen Therapiebausteine in der MBT zusammenwirken sollen, ist nochmals in *Tabelle* 3 zusammengefasst.

Tab. 3: Checkliste MBT-Therapiebausteine

Checkliste MBT-Therapiebausteine	+	~	–
Alle Module folgen der MBT-Gesamtkonzeption			
Alle Bausteine sind zielführend koordiniert und evaluiert			
Verschiedene Methoden für verschiedene Kommunikations- und Sinneskanäle			
Bausteine für Patienten und Team, inhaltlich und/oder methodisch klar erkennbar differenziert			
Jedes Modul mit adäquater Aufklärung und Vorbereitung durch den jeweils Verantwortlichen			
Koordinations- und Evaluationskultur mentalisierend			
Nur im mentalisierenden Modus wird therapeutisch über Module, Setting und Medikation entschieden			

4.5 Spezielle MBT-Interventionstechnik

4.5.1 Nachfragen und neugierig bleiben

MBT-Therapeuten besitzen, wie alle anderen Menschen auch, keinen Röntgenapparat für das innere Erleben anderer. Sie verkünden deshalb keine tief verborgenen Wahrheiten, sondern gehen vom Bekannten, Offensichtlichen aus, z. B. einer sichtbaren Interaktion, Mimik, Gestik oder einem bewussten Inhalt einer Bemerkung. Statt Vermutungen über unbewusste Vorgänge anzusprechen, befördern sie mit ihren Interventionen die Exploration, den Austausch und die Reflektion.

Die therapeutische Grundhaltung des Nichtwissens öffnet Räume für Patient und Therapeut für das gemeinsame Erforschen von Realität. Insbesondere geht es darum, ein differenziertes Bild vom Zustand und Funktionieren von sich und anderen beim Wahrnehmen und Kommunizieren dieser Realität zu gewinnen. Statt bei gewonnenen Erkenntnissen zu verweilen, wird die Erkundung immer weiter fortgesetzt. Das setzt auf Therapeutenseite eine gute Distanz zum eigenen Narzissmus voraus, denn es ist verlockend, sich wissend zu fühlen und eine haarscharf passende Formulierung gefunden zu haben.

Der Lohn für diesen Verzicht besteht darin, Patienten zum Aufbau ihrer eigenen intersubjektiven Realitätssicht zu verhelfen, die flexibel genug ist, um mit den Anforderungen des Lebens spielerisch umzugehen.

Wer sein eigenes Nichtwissen und die Intersubjektivität der Erlebens- und Sichtweisen der Realität anerkennt, wird besserwisserische Formulierungen, wie in den folgenden Beispielen genannt, vermeiden. Derartige, die Mentalisierung behindernde, Interventionen erfordern sofortige Gegenübertragungs- und Situationsanalyse.

Behinderungen des Mentalisierens
„Sie sind neidisch auf ihn."
„Eigentlich sind Sie wütend auf mich."
„Wenn Sie sagen, dass Sie traurig sind, meinen Sie in Wirklichkeit, dass …"
„Eigentlich geht es doch um …"
„Könnte es sein, dass Sie in Wahrheit damit sagen, dass …"
„Das eigentliche / unbewusste Problem dahinter ist doch ein ganz anderes, nämlich …"

Die Betonung der nichtwissenden Haltung und Vermittlung von Neugier erlaubt sowohl direkte Nachfragen als auch alle anderen Interventionen, die den explorativen Prozess anregen. Klischeehaft therapeutisch klingende Interventionen, wie im unten stehen Beispiel, sollten jedoch auch vermieden werden.

Klischees vermeiden
Patienten rollen oft genervt mit den Augen, wenn Therapeuten allzu häufig fragen: „Und wie fühlten Sie sich dabei?“

Alltagssprachliche Alternativen zu einem Klischee psychologischen Nachfragens bieten sich an. MBT-Interventionen ähneln Dialogbeiträgen eines Alltagsgesprächs und erniedrigen damit die Schwelle für Patienten, ihre eigenen Gedanken einzubringen.

Meisterdetektiv Columbo
Die amerikanische Kriminalfigur Columbo ist Meister des rhetorischen Tiefstapelns und der scheinbar dummen Fragen. Er ist kein strahlender Formulierungskünstler, bringt den Explorationsprozess jedoch stets entscheidend nach vorn.

Die nicht wissende Grundhaltung der MBT zeigt sich in der Vermeidung einer überhöhten Formulierungskunst. Komplexe Formulierungen verlangen vom Patienten auch die entsprechenden Ressourcen, Zeit zur Auseinandersetzung mit der Intervention und manchmal viel Distanz zum aktuellen affektiven Geschehen. Das Interaktions- und Kommunikationstempo in der MBT ist dagegen oft kleinschrittig und schnell. Bei stark eingeschränkter Mentalisierungsfähigkeit sind die wirksamen Interventionen meist kurz und einfach verständlich und es kommt dem fortgesetzten Dialog ohne lange und tiefe Schweigepausen ein hoher Wert zu. Ein längeres Abgleiten in Fantasien (Äquivalenz) und Erinnerungen ist nicht sinnvoll. Einfache Fragen könnten z. B. lauten:

Einfach(e) Fragen stellen
„Wie war das für Sie?“
„Können Sie genauer beschreiben, was in Ihnen vorging?“
„Was denken Sie rückblickend, warum haben Sie das getan?“
„Wie Ihre Frau Ihre Bitte wohl erlebt? Könnten Sie sich in ihre Lage versetzen?“
„Können Sie sich auch eine andere Erklärung für mein Verhalten vorstellen?“
„Mich wundert, dass Sie sich nicht gewehrt haben.“
„Was habe ich falsch gemacht?“
„Hmm, merkwürdig! Und Sie haben eine solch heftige Reaktion gar nicht vorausgesehen? Wie kommt das?“

„Sie haben als Gruppe gut beschrieben, wie Frau C. und Herr V. sich vorhin gegenseitig anstachelten. Doch mir fällt auf, dass sich jetzt, nachdem sich alle wieder beruhigt haben, niemand mehr dafür interessiert, wie es überhaupt so weit kommen konnte."
„Das habe ich wohl vorhin ganz übersehen und einen Fehler gemacht. Ich verstehe das Problem offenbar noch nicht ganz, kann mir jemand von Ihnen helfen?"

Auch bei „fragenden" Interventionen ist es wichtig, die Mentalisierungsfähigkeit des Patienten nicht zu überschätzen. Es geht in der MBT keinesfalls lediglich um eine bestimmte Fragetechnik, etwa um zirkuläres Fragen, auch wenn Bateman und Fonagy als nicht in psychodynamischer Gruppenpsychotherapie ausgebildete Behandler diese Interventionsart in Gruppen anwenden (Bateman 2011, mündliche Mitteilung).

Vielmehr muss der Explorationsvorgang an sich einfach und verständlich sein und den Kriterien einer Feinabstimmung der affektiven Intensität und kognitiven Komplexität folgen.

Bohrende, nicht endende Befragungen von Traumatisierten, die dabei affektiv völlig überfordert sind, in den Äquivalenzmodus kommen oder in ein Als-ob-Funktionieren, schaden dem mentalisierenden Prozess.

MBT bevorzugt alltagssprachliche Dialoge. Der MBT-Therapeut ist ein Fragender und Antwortender, der dem Patienten beim Entdecken den Vortritt und die Entdeckerfreude lässt.

Die folgenden Interventionsbeispiele sollen dies verdeutlichen:

Noch mehr Fragen

„Wie haben Sie das geschafft?"
„Das verstehe ich noch nicht. Könnten Sie es mir bitte erklären?"
„Das wird mir jetzt so theoretisch, dass ich gar nichts mehr verstehe. Ein Beispiel würde mir weiterhelfen,"
„Merkwürdig, gerade eben, als es um Ihre Gefühle ging, kamen Sie ganz schnell auf Ihre geschäftlichen Pläne zu sprechen. Das ist jetzt mehrfach geschehen. Haben Sie es selbst auch gemerkt? Können Sie es sich erklären?"
„Entschuldigung, jetzt merke ich, was ich übersehen habe und kann Ihren Ärger gut verstehen. Da haben Sie mich ja auch nicht geschont! ... Jetzt, wo wir das klar haben, möchte ich aber auch gerne wissen, ob es Gründe für unser Missverständnis gibt, die mit Ihnen zu tun haben?"

„Heute wollten mehrere von Ihnen zum allerersten Mal wirklich wissen, was sie selbst zu dem Streit in der letzten Gruppe beigetragen haben. Und alle haben sich bei der Klärung geholfen. Das freut mich. Aber warum glückte Ihnen das gerade heute? Vorgestern kamen Sie doch alle aus den gegenseitigen Vorwürfen gar nicht mehr heraus."

Mit diesen einfach formulierten Fragen fördert MBT die Verinnerlichung einer forschenden Haltung und den Aufbau von komplexen Selbstrepräsentanzen. Das ist die Basis für die Patienten, sich an schwierige Themen heranzuwagen.

4.5.2 Der antwortende Modus im Dienste komplexer Ich-Funktionen

Als Ergänzung zu den englischsprachigen Veröffentlichungen über MBT bezieht sich dieses Buch auf den Diskussionsstand und die Interventionspraxis bezüglich der therapeutischen Selbstöffnung im deutschsprachigen Bereich.

Der Begriff antwortender Modus (Streeck / Leichsenring 2009), früher Prinzip Antwort genannt (Heigl-Evers / Ott 1994), entstammt der Psychoanalytisch-interaktionellen Methode (PIM). Sie wurde von der Arbeitsgruppe um das Ehepaar Heigl bereits in den 1970er Jahren als Teil des sogenannten Göttinger Modells entwickelt (Lindner 2005) und seitdem weiter ausgearbeitet und verfeinert (Streeck / Leichsenring 2009, Staats et al. 2013, 2014).

Das Göttinger Modell passt die therapeutische Haltung und Interventionstechnik dem Strukturniveau des Patienten an.

So wie die zuvor erläuterte neugierig fragende Haltung nicht bedeutet, stets Fragen zu stellen, ist mit dem antwortenden Modus keine Befriedigung von Informationensbedürfnissen des Patienten durch den Therapeuten gemeint.

Als „antwortend" werden im Kontext des Göttinger Modells die selektiv authentisch mitgeteilten Reaktionen auf das interaktionelle, verbale wie nonverbale Geschehen im Hier und Jetzt bezeichnet. Dies geschieht durch die partielle Mitteilung der Gegenübertragung und stellvertretende Übernahme von Hilfs-Ich-Funktionen. Der Therapeut wird so explizit als Mitspieler im Austauschprozess erkennbar.

Bateman und Fonagy empfehlen für die MBT, selektive Selbstöffnung nicht öfter als in einem normalen Alltagsgespräch zu gebrauchen (Bateman 2011, mündliche Mitteilung).

Wie bisher schon ausführlich dargelegt wurde, empfiehlt sich im Umgang mit Patienten, die noch nicht über ganzheitliche Selbst- und Objektrepräsentanzen und ausgeprägte Mentalisierungsfähigkeit verfügen, die persönliche Präsenz des Therapeuten. Wenn er dies nicht nur im Stillen für sich tut, im Sinne eines inneren Containings, sondern auch in seiner verbalen und nonverbalen Präsenz (so) erkennbar wird, hilft dies Patienten beim Aufbau von mentalisierenden Fertigkeiten. Einige Beispiele für den antwortenden Modus, wie er in der PIM praktiziert wird, mögen dies verdeutlichen:

Beispiele für den antwortenden Modus
„Da hätte ich auch nicht mehr weitergewusst. Von mir weiß ich, dass ich dann etwas Zeit brauche, dann kann ich wieder klar denken."
„Ich wundere mich, dass Sie so überrascht über den Ehekrach waren. An Stelle Ihrer Frau hätte ich mich auch über Sie geärgert."
„Mir geht es da anders als Ihnen, ich finde das nicht alles egal, sondern …"
„Das tut mir leid."
„Sie schimpfen immer wieder so auf mich ein, als könnte und müsste ich jede Beleidigung ertragen. Auf Dauer macht mir Ihre Grobheit aber doch zu schaffen. Ich kann mich leichter mit Ihrer Kritik beschäftigen, wenn Sie sich etwas höflicher ausdrücken."

4.5.3 Kongruent und markiert antworten

Elterliches Feedback, Antworten oder auch Spiegeln wurde bereits im Kapitel über das Mentalisierungskonzept erörtert. Therapeutisches Antworten auf die Signale des Patienten sollte in der MBT kongruent und markiert sein. Zur besseren Verständlichkeit seien beide Begrifflichkeiten an dieser Stelle nochmals erklärt.

Kongruentes Intervenieren bedeutet, dass der Inhalt genau auf den mentalen Zustand des Patienten abgestimmt ist. Der Patient erkennt im Inhalt und der Form der Äußerung sich selbst wieder und nicht die Person, Eigenschaft oder Vorliebe seines Therapeuten.

Nicht kongruent bedeutet, dass dem Patienten uneingestimmt eine Rückmeldung gegeben wird, die überwiegend mit den Themen und Intentionen des Therapeuten zu tun hat, nicht mit dem Zustand des Patienten. Solche Äußerungen würden die Bildung von Repräsentanzen ohne Beziehung zur Realität im Sinne des Als-ob-Modus bzw. fremden Selbst fördern. Besonders Therapeuten, die sich in ihren eigenen Gefühlen, Gedanken und Formulierungen verlieren, sind in der Gefahr, nicht kongruent zu intervenieren.

Markiertes Antworten meint, dass der Therapeut das, was er beim Patienten wahrnimmt, moduliert zurückspiegelt. Markiertes, also leicht verfremdetes Antworten macht dem Patienten genauso wie kongruentes Feedback klar, dass es dabei um ihn geht. Diese „markierte" Art der Modulation wäre bei unmittelbarer Betroffenheit des Therapeuten selbst nicht vorhanden. Markiertes Feedback reguliert weniger die inhaltlich korrekte Zuordnung und Bedeutungsgebung als die Intensität der Gefühle des Patienten.

Markieren gelingt dem Therapeuten mit einem Gefühl dafür und expliziten oder impliziten Wissen darüber, dass er nicht völlig von den Problemen und Gefühlen seines Patienten angesteckt und überwältigt ist. Dies setzt mehr innere Containing-Arbeit als bewusstes Markierenwollen voraus. Letzteres brächte die Gefahr mit sich, dass sich der Patient nicht ernst genommen fühlt. Manchmal ist weniger mehr.

Unmarkiertes Feedback wird dagegen vom Patienten als Externalisierung der Erfahrungen seines Therapeuten erlebt. Wenn der Patient mit seiner Angst oder Wut den Therapeuten ansteckt, aber anstelle eines markierten Feedbacks dessen ungefilterte Angst oder Wut spürt, dann fordert dies beim Patienten den Äquivalenzmodus und die Eskalation heraus.

Ein Beispiel für kongruentes und markiertes Intervenieren zeigt eine trotz einer heiklen Situation mutige und gelungene Rückmeldung aus der Behandlung einer suizidalen Patientin:

Noch mehr Antworten

Die Therapeutin von Frau A., einer selbstunsicheren und konfliktscheuen Patientin, erhielt zur Zeit der Entlassungsplanung von anderen Patienten den Hinweis, dass Frau A. sich mit Suizidgedanken trug. Im Gespräch direkt gefragt bestätigte sie ihr dies.

„Frau A., ich bin sehr alarmiert über Ihre Suizidpläne, denn ich möchte gern, dass Sie einmal so weiterleben können, wie Sie es brauchen. Gerade jetzt sollten wir unsere Arbeit fortsetzen und klären, warum Sie momentan Suizidpläne hegen und warum Sie mir eigentlich nichts davon gesagt haben."

Daraufhin konnte Frau A. ihre Sorgen und – nach anfänglicher Hoffnung – Kritik an der bisherigen Arbeit und an ihrer Therapeutin äußern. Als sie das ernsthafte Bemühen ihrer Therapeutin bemerkte, sich mit ihrer Kritik zu beschäftigen, ging Frau A. mit einem beruhigten Gefühl des Verstandenwerdens und dem Vorsatz aus der Sitzung, bis zur Entlassung zu üben, ihre Bedürfnisse noch mutiger anzusprechen.

Das zweite Beispiel zeigt eine durch fehlende Kongruenz und Markierung misslungene, eskalierende Interaktion, die glücklicherweise supervisorisch entschärft werden konnte.

Eigene Verwicklungen erkennen
Die Therapeutin von Herrn C. hörte von seinen Suizidgedanken und fühlte sich sehr besorgt. Jedoch war es ihr in etlichen zur Absicherung dienenden Sonderterminen nicht möglich gewesen, ihn zu einem offenen Austausch über seine Suizidalität und deren Motive zu bewegen. Ihre Angst vor der Tat stieg weiter, er forderte immer häufiger und dramatischer Krisengespräche ein und sie fühlte sich völlig hilflos. Ihre Panik zeigte sich selbst noch während der Supervision ganz unmittelbar an ihrem verängstigten Blick und Tonfall.
Der Therapeutin wurde in der Supervision schließlich bewusst, wie sehr sie noch unter Schuldgefühlen wegen eines vor vielen Jahren geschehenen Suizids einer früheren Patientin litt. Erst durch diese Erkenntnis konnte sie wieder zu einer offenen Haltung gegenüber ihrem aktuellen Patienten zurückfinden, die ihn schnell beruhigte.

4.5.4 Mentalisierungsbrüche suchen und Verbindungen schaffen

Langfristig entstehen Sicherheit und Selbstvertrauen nicht durch die Vermeidung von Schwierigkeiten, sondern durch die erfolgreiche, aber nicht überfordernde Auseinandersetzung mit Problemen.

In der MBT wird versucht, mit den unvermeidlichen Brüchen des mentalisierenden Prozesses so umzugehen, dass der Patient seine Mentalisierungsfähigkeit dabei allmählich verbessern kann. MBT vermeidet die Forcierung von Mentalisierungsbrüchen, etwa durch Anwachsenlassen einer Übertragungsneurose oder künstliche Aktivierung archaischer Teilobjektübertragungen durch Passivität.

Denn bereits die spontan auftretenden Schwierigkeiten bieten für die beeinträchtigte Mentalisierungsfähigkeit der Patienten genügend Herausforderungen, um sich therapeutisch an ihnen abzuarbeiten. Diese spontanen Brüche im Mentalisierungsprozess werden gezielt aufgesucht, exploriert und (nach-) bearbeitet.

Mentalisierungsbrüche suchen
Die Suche nach Mentalisierungsbrüchen geschieht meist unspektakulär, etwa beim Nachhaken, wenn eine nicht mentalisierte Erklärung erfolgte, wie z.B. „Mir geht es schlecht, denn ich habe Borderline!", beim Klären, was für Auslöser und Motive hinter einem Zuspätkommen zur Einzeltherapie stecken oder beim Herausfinden, wie am Anfang der Gruppensitzung ein Missverständnis zustande kam.

MBT klammert dabei keine an der Therapie beteiligte Person aus, auch nicht die Therapeuten. Denn ein besonders wichtiges Element der MBT ist die Suche des Therapeuten nach eigenen Mentalisierungfehlern und die dazugehörige Selbst- und Gegenübertragungsanalyse.

MBT-Basisinterventionen, die auch in Affektstürmen niemanden emotional und kognitiv überfordern, sind meist mit einfachen und kurzen Worten zu charakterisieren:

- „Stop and stand!"
- „Stop – listen – look!"
- „Stop – rewind – explore!"

Diese Schlagworte sind leicht an die jeweilige Situation und den persönlichen Stil des Therapeuten anzupassen, wie das folgende Beispiel für „Stop and stand" und „Stop – rewind – explore!" zeigt:

Mentalisierung wiederherstellen
In einer Gruppenpsychotherapie kam es zu einem Zwischenfall, als sich binnen einer halben Minute zwei Patienten, eine Frau und ein Mann, zunehmend gereizter Schimpfwörter an den Kopf warfen. Rasend schnell hatte sich eine lautstarke Szene entwickelt, die nur noch von übelsten Zuschreibungen bestimmt war (Äquivalenzmodus) und mit gewöhnlichem Interventionsinventar nicht mehr zu stoppen war. Die Therapeutin wartete nicht zu, sie entschied sich für ein lautstarkes „Stop!!! Ruhe jetzt!!!"
Nach einer kurzen Pause und der Vergewisserung, dass sie zu allen guten Blickkontakt hatte, forderte sie die beiden auf, der Gruppe zu erklären, was

sie eigentlich angetrieben hatte, sich zu beschimpfen. Doch nur die Patientin konnte ihre Wut und Kränkung benennen. Schließlich unterbrach der Mann, das sei alles ihr Problem, so eine wie sie sei ihm ein weiteres Gespräch gar nicht wert. Die übrigen Gruppenmitglieder erstarrten.
In diesem Moment war keiner von beiden von sich aus in der Lage, sich auf eine Klärung der Situation oder Verständnis für die andere Seite einzulassen. Stattdessen drohte eine erneute Eskalation oder Implosion jeglicher Gruppenarbeit (Äquivalenzmodus).
Energisch bestand die Therapeutin darauf, dass die beiden Streithähne ihre heftigen Affekte zurückstellten (Als-ob-Modus als progressiver Zwischenschritt) und zusammen mit den anderen genau bis zu dem Zeitpunkt in der Gruppe zurückgingen, an dem sie sich noch gut verständigen konnten (rewind).
Rückblickend wurde das Geschehen nochmals miteinander nachvollzogen und verstanden, was interaktionell innerlich in allen Beteiligten vorgegangen war. Es stellte sich heraus, dass auch die stilleren Gruppenmitglieder an der Entstehung und Zuspitzung des Streits im Vorfeld weit mehr beteiligt waren, als es zunächst den Anschein gehabt hatte.
Bei dieser Vorgehensweise blieben alle im explorativen Gespräch miteinander und hatten dennoch genügend Kontakt zu ihren mittlerweile erträglichen Emotionen (reflektierender Modus, Mentalisieren).
Die gesamte Gruppe empfand Stolz über die gemeinsam gelungene Klärung.

4.5.5 Bewusstseinsnah intervenieren

MBT als psychodynamische Methode greift auf das Konzept eines Kontinuums von bewusst bis zu unbewusst zurück. Dazu gehört auch die Vertrautheit mit Abwehrmechanismen und Widerstand.

Insbesondere geht es der MBT um ein mentalisierungsförderliches Verhältnis von Kontakt zu beängstigenden Inhalten und sicherheitgebenden Ressourcen und Abwehrleistungen. So kann zu Beginn einer MBT der Aufbau eines kohärenten Selbstkonzepts ganz im Vordergrund stehen, während erst später die Integration abgewehrter Inhalte wichtig wird.

Abwehrmechanismen machen auf einen erhöhten Bedarf an containender und mentalisierender Aktivität innerhalb der therapeutischen Beziehung aufmerksam. Die Würdigung der Abwehr im Sinne einer Validierung geht der Bearbeitung des Abgewehrten voraus.

In der MBT geht es wie in jeder psychodynamischen Behandlung darum, den Explorationsprozess auf ein Niveau zu bringen, das die relevanten Themen auf lebendige, affektiv spürbare Weise bearbeitbar macht. Jedoch legt das Mentalisierungskonzept nahe, dass dies auf eine feinabgestimmte Weise geschieht.

Vertieft explorieren und intervenieren heißt in der MBT, dass Bewusstsein in einer Art Zwiebelschalentaktik schrittweise erarbeitet wird. Maßstab für die Schrittgröße ist das Vermögen des Patienten, die Affekte und Kognitionen zu mentalisieren. Deshalb zielen die Interventionen nicht direkt auf einen unbewussten, angstmachenden Kern des Problems, sondern auf den Bereich, der einer gemeinsamen Bearbeitung in einem mittleren Bereich affektiver Beteiligung gut zugänglich ist. Das geschieht von der Oberfläche aus, Schritt für Schritt in die Tiefe gehend, immer im Wechselspiel mit der Schaffung oder Wiederherstellung einer sicheren zwischenmenschlichen Basis im therapeutischen Kontakt. Methoden für bewusstseinsnahe Arbeit in der MBT sind z. B.:

- die Fokussierung auf die naheliegenden Themen des Hier und Jetzt
- Fragen nach dem Erklärungsmodell des Patienten
- Weiterentwickeln der Exploration vom gesprochenen Wort aus, nicht vom vermuteten Unbewussten
- Verbreitern des Themas in der Gruppe
- Halten einer Balance von Außen- und Innensicht
- Kein Forcieren einer Übertragungsneurose zum Therapeuten, wenn Themen auch an der Außenübertragung bearbeitbar sind.
- Konfrontationen erfolgen mit Blick auf die offensichtlich verschwiegenen Themen und auf inadäquate Normen und rigide Überzeugungen.
- Bewusstseinsnah ausgerichtet bleibt auch das Fragen nach verschiedenen Sichtweisen oder Erklärungsmöglichkeiten für ein bestimmtes Erleben oder Verhalten.

4.5.6 Thematisch abgestufte Feinregulierung der Intensität

Borderlinepatienten leiden oft unter der vollen emotionalen Wucht eines Themas, wenn sie es ohne Achtsamkeit kommunizieren und ausagieren. Um die notwendige thematische Auseinandersetzungen glücken zu lassen, reguliert der Therapeut bei Bedarf die Intensität des Prozesses und ermutigt Patienten, ebensolches zu tun. Dabei geht es nicht um die maximale, sondern um die für den Mentalisierungsprozess optimale Intensität und Kohärenz der verschiedenen Erlebens- und Selbstanteile (Bolm / Dulz 2002).

Eine bestimmte Reihenfolge bei der Bearbeitung von Themen kann die Vertiefung des Gesprächs verträglicher gestalten (Bateman / Fonagy 2006). Zunächst soll es um die Affekte gehen, die mit äußerlich beobachtbarem Verhalten verbunden sind, dann um die Klärung des emotionalen und motivationalen Kontexts für die Affekte. Der interpersonelle Kontext der Affekte wird zuerst an Außenbeziehungen bearbeitet, bevor er innerhalb der therapeutischen Beziehung betrachtet werden sollte. Als Vertiefung erfolgt das Durcharbeiten des spezifischen Übertragungszusammenhangs.

4.5.7 Umgang mit Aggression und Auseinandersetzung

Mentalisierungsbasiert arbeitende Therapeuten sehen im (auto-) destruktiven Verhalten nicht den Ausdruck einer primären übersteigerten Aggression, sondern das Resultat einer Summe von angeborenen und erfahrungsabhängigen Einflüssen. Die geminderte Mentalisierungsfähigkeit führt dazu, eigene Impulse schwer bis nicht mehr ausreichend modulieren, regulieren und kontrollieren zu können. Manchmal wird zur Selbstentlastung geradezu ein Adressat für die Projektion unerträglicher Selbstanteile bis hin zu gewalttätigen Externalisierungen des fremden Selbst benötigt.

MBT-Therapeuten werden daher aggressives Verhalten mit dem Patienten zusammen auf seinen innerpsychischen und interpersonellen Entstehungskontext hin untersuchen.

Gesteigerte Aggressivität ist in der MBT nicht der Endpunkt, sondern der Ausgangspunkt der Bedeutungssuche.

Anklänge an aggressive Zustände genügen oft, um in die notwendige Auseinandersetzung einzusteigen, während das (Wieder-) Erleben der vollen Wucht und Tiefe in der Übertragungsbeziehung ohne eine sichere innere und äußere Basis oft zu einer Vollbremsung oder einem Crash des Therapieprozesses führt.

In der MBT ist Aggression dann ein wichtiges Thema, wenn es für den Patienten oder seine Umgebung zentral ist. Heikle Themen, Konflikte und Auseinandersetzungen werden aufgesucht und nicht vermieden. Die bindungstheoretische Basis und die Betonung der Validierung sind keine Hinweise auf eine Harmonisierungs- und Beschwichtigungstechnik. MBT achtet lediglich darauf, den Auseinandersetzungsprozess und seine affektive Intensität so zu regulieren, dass Patienten eine positive korrigierende Erfahrung machen und daraus Neues lernen können. Ein feinabgestimmtes Vorgehen, wie zuvor beschrieben, bedeutet, dass die sichere interpersonelle und intrapsychische Basis zwischendurch immer wieder verfügbar ist. Das sichert die Explorationsfähigkeit des Patienten auch für sehr heikle und belastende Themen. Dann ergeben sich manche Erkenntnisse auch ohne einen erbitterten „Kampf um die Wahrheit“.

Für die Qualität des Therapieprozesses sind MBT-Behandler sehr streitbar und, falls notwendig, auch direktiv. Sie lassen es nicht zu, dass Destruktivität sich zulasten des Therapieprozesses ungebremst entfaltet. An dem, was spontan geschieht bzw. inszeniert wird, wird in aller Entschiedenheit gearbeitet. Dieselbe Entschiedenheit gilt für die Sicherstellung der Rahmenbedingungen, damit der Behandlungsprozess entstehen und kontinuierlich fortgeführt werden kann.

Der MBT-Therapeut streitet auch darum, dass die Subjektivität der Therapiebeteiligten nicht bestimmten archaischen Normen zum Opfer fällt. Dagegen verzichtet er auf Streit um die „richtige“ Sichtweise, die „wahren“ Motive oder die „eigentlichen“ Bedeutungen. Denn er will seinen Patienten ja gerade dazu bringen, aus dieser Haltung, die den Äquivalenzmodus oder eine vordergründige Anpassung im Als-ob-Modus kennzeichnet, herauszuwachsen. Das kann fälschlicherweise als Vermeiden von therapeutischer Auseinandersetzung angesehen werden. Die genannten Argumente zeigen aber genau das Gegenteil.

In der MBT wird gestritten, aber eher um den Prozess als um den Inhalt, eher um die Intersubjektivität als um die Objektivität und immer mit dem Versuch, dabei die gemeinsame sichere Basis zu erhalten.

4.5.8 Umgang mit Übertragung

In jeder psychodynamischen Behandlung ist Übertragung ein zentraler Ansatzpunkt für die Diagnostik, die Bearbeitung der Problematik und die Nutzung von Ressourcen. Übertragung ist ein ubiquitäres Phänomen, das eine automatische Brücke herstellt zwischen den uns prägenden Erfahrungen und dem Geschehen im Hier und Jetzt. Indem wir Übertragungsauslöser wahrnehmen, aktivieren wir unsere Erfahrungen mit wichtigen

Bezugspersonen. Wir ordnen dann unser gegenwärtiges Erleben von Beziehung mithilfe der Übertragung in unsere affektiven und kognitiven Bewertungssysteme ein und können auf diese Weise schnell nach bestem (Erfahrungs-) Wissen entscheiden und handeln. Übertragung ist daher in jeder Interaktion, in jeder Therapie gegenwärtig. Sie hat einen Vergangenheitsbezug, jedoch auch reale Auslöser. Übertragung wird im Hier und Jetzt lebendig erfahren, sie ist für den Übertragenden lebendige Realität.

Dysfunktional wird Übertragung, wenn sie Menschen daran hindert, mit gegenwärtigen Problemen adäquat und flexibel umzugehen. Menschen, die traumatische Bindungs-, Gewalt-, physische oder psychische Missbrauchserfahrungen gemacht haben, übertragen aus diesen Erfahrungen ihre enorm große Sensibilität für Übergriffe, Fremdbestimmung, Gewalt, psychischen oder sexuellen Missbrauch oder Hoffnung auf Rettung in die therapeutische Beziehung. Dies hat ein Ausmaß und eine affektive Intensität, welche die therapeutische Vertrauensbeziehung und Belastbarkeit vor große Herausforderungen stellt.

Umso wichtiger ist es, sich bei diesen Patienten zu vergegenwärtigen, dass ihre Fähigkeit, mit Übertragung und klassischen Übertragungsdeutungen reflektierend umzugehen und diese Reflektion für sich zu nutzen, stark eingeschränkt ist. Auf dem Weg zur Mentalisierung von Übertragung (Bolm 2011) schlägt die MBT deshalb bei diesen Patienten einige Strategien vor, die in den folgenden Absätzen genauer erläutert werden.

Übertragungsmarker zu benutzen kann helfen, die Arbeit an der Übertragung auf eine gemeinsame Basis mit dem Patienten zu stellen. Wenn bereits in der Eingangsanamnese bestimmte dominante Übertragungsmuster im Hier und Jetzt deutlich werden, finden Patient und Therapeut dafür eine gemeinsame, griffige Formulierung. Biographische Erklärungen sind für diese Fokussierung weniger sinnvoll als präzise Benennungen, auf welche Hinweise, z.B. plötzlicher Ärger, Rückzug, Suchtdruck, o.ä. der Patient achten kann, um ein solches übertragungsbedingtes Muster zu erkennen.

Der Therapeut kündigt in diesem Zusammenhang an, dass er den Patienten darauf hinweisen wird, wenn eine solche Konstellation sich erneut, auch in der therapeutischen Beziehung, ereignet. Auch der Patient soll sich erforschen, ob er in seinen aktuellen Beziehungen, inklusive denen in der Therapie, diese Erlebensmuster wiederfindet. Sollte dies der Fall sein, dann ist dieser „Marker“ das Signal für eine ausführliche Exploration.

Im Rahmen einer Eingangsbesprechung zur Nutzung von Übertragungsmarkern könnte das so aussehen:

Beispiel für Umgang mit Übertragungsmarker

„Sie sagen, Sie finden es schlimm, wenn Sie sich immer wieder zurückziehen, stumm und wie erstarrt sind, wenn Sie sich bedrängt fühlen. Dann wollen Sie zwar, können aber nicht rechtzeitig und deutlich zur Sprache bringen, was Ihnen zu viel geworden ist oder Sie ärgert.

Ich kann mir vorstellen, dass sich so etwas nicht nur in Ihrem Alltag, sondern auch einmal hier, mit Ihren Mitpatienten oder zwischen uns ereignen könnte.

Wenn Sie das merken, sprechen Sie es bitte sofort an. Wenn ich Anzeichen dafür bei Ihnen mitbekomme, dann mache ich Sie ebenfalls darauf aufmerksam. Dann können wir die Situation gezielt untersuchen und dieses wichtige Thema bearbeiten."

4.5.9 Affekte und Auslöser erfragen

Übertragung hat immer reale Anteile in der Wahrnehmung der Gegenwart. Dies ist zum einen die gegenwärtige innere Realität des Patienten, zum anderen sind es die Übertragungsauslöser.

Die Klärung und Benennung des vorrangigen Affekts im Hier und Jetzt ist eine erste, für den Patienten bewusstseinsnahe und nicht infrage stellende Maßnahme, um den Austausch über das hochaffektive und therapeutisch zentrale Übertragungsthema in Gang zu bringen. Ein zweiter Schritt ist die Frage nach dem Auslöser für diese Affekte. Diese Klärung erfolgt in der MBT, ohne dass das Erleben des Patienten gleich als Übertragung deklariert wird und damit die für viele Patienten implizite Negativzuschreibung einer verzerrten und unrealistischen Wahrnehmung trägt. Stattdessen wird mit Interventionen, wie den unten aufgeführten, der Explorationsprozess vorangebracht.

Neugier auch auf Unangenehmes

„Das sind ziemlich harte Vorwürfe gegen mich. Wie sind Sie darauf gekommen?"

„An welchen Zeichen machen Sie fest, dass ich Sie nicht ernst nehme? Habe ich irgendetwas Bestimmtes gesagt oder auf eine bestimmte Art geschaut?

„Einige von Ihnen haben eben gesagt, dass es nicht stimmt, das sie Herrn M. nur mögen würden, wenn er es allen recht macht. Nun, ich möchte noch ein bisschen mehr von Ihnen, Herr M., erfahren. Zu welchem Zeitpunkt genau dachten Sie das zum ersten Mal? Und haben Sie das an irgendeinem Verhalten Ihrer Mitpatienten festgemacht?"

4.5.10 Projektive Zuschreibungen nicht zurückweisen

Im Grundlagenteil wurde auf die Entwicklung eines fremden Selbst als Resultat eines misslungenen elterlichen Spiegelns hingewiesen. In Situationen affektiver Anspannung oder Angst kann dieses fremde Selbst wieder aktiviert werden. Das Selbsterleben wird dann als brüchig und gefährdet erfahren.

In solch einer Situation kann es helfen, das fremde Selbst zu externalisieren, um sich wieder als kohärent zu erleben. Das ist eine noch fundamentalere Abwehrleistung, als die Spaltung in gute oder böse Teilobjekte samt der dazugehörigen Affekte, denn es geht nicht um Entlastung von einzelnen Erlebensqualitäten, sondern um das Kohärenzerleben der gesamten eigenen Person.

Ein mentalisierungsbasiert arbeitender Behandler stellt Projektionen des fremden Selbst in der Regel nicht eher infrage, weist negative Zuschreibungen nicht eher zurück, als bis genügend mentalisierende Kapazität dafür gewachsen ist, dass der Patient sich im reflektierenden Modus selbst infrage stellen kann.

Dadurch behält der Patient zunächst seine Entlastungsmöglichkeit mittels Externalisierung und kann nicht selten später, wenn er weniger aufgeregt und von Kohärenzverlust bedroht ist, seine Projektionen von sich aus zurücknehmen.

Wahrscheinlich wird der Patient bei einem zu frühen Anzweifeln von Projektionen denken, der Therapeut erwarte von ihm die Übernahme einer fremden, völlig verrückten und unzutreffenden Realitätswahrnehmung. Der Verzicht auf solch eine zurückweisende Intervention und stattdessen das Validieren erfordert vom Therapeuten allerdings ein erhebliches Containing des Negativen und der Fragmentierungsangst.

4.5.11 Übertragung validieren

Die vorangegangenen Schritte fördern beim Therapeuten ein empathisches Verständnis für die Patientensicht und ihre Entstehungsbedingungen. Das gibt er zu erkennen.

Beispiele für Validieren
„Ach so, für Sie bedeutete meine Stirnfalte, dass ich sauer auf Sie bin. Jetzt verstehe ich natürlich besser, dass Sie Angst hatten und dachten, dass Sie als Angeklagte in die Visite kommen."
„Dann haben Sie sich also nur gegen ihn wehren wollen, nach dem Motto *Angriff ist die beste Verteidigung*?"

Empathie zu entwickeln und das Erleben des Patienten zu validieren sind wesentliche Schritte, um ihm Angst zu nehmen und mit ihm in einen guten Kontakt zu kommen. Er kann dadurch aus dem Äquivalenzmodus herauskommen und sich eher für Exploration, Reflektion und andere Sichtweisen öffnen.

Mit dem Validieren vermittelt sich dem Patienten das Mentalisierungsvermögen des Therapeuten. Letzterer erkennt die Subjektivität, die individuelle Entstehungsgeschichte und Begründung der Sichtweise des Patienten an und sieht seine Therapeutenperspektive nicht als die objektive, einzige Realität an.

Validieren beruhigt den Patienten und ermöglich eventuell eine gewisse Offenheit. Er braucht nicht mehr um die Anerkennung seiner Perspektive zu kämpfen, fühlt sich gesehen und gehört. In der MBT wird diese Flexibilität genutzt, um die kognitive Einengung des Projizierenden aufzulösen. Dieser meint nämlich häufig, die objektive, einzig mögliche Wahrheit zu wissen (Äquivalenzmodus). Kämpft nun auf der anderen Seite ein Therapeut um seine Ansicht als die einzig mögliche Sichtweise, so entsteht ein dysfunktionaler Machtkampf. Der zeigt an, dass in der Therapie ein Raum für Pluralität und intersubjektive Konstruktion von Realität erst noch erarbeitet werden muss.

Voraussetzung für einen wirksamen Gebrauch von Validierung ist die Mentalisierungsfähigkeit des Therapeuten. Denn Validierung verfehlt ihre mentalisierungsförderliche Wirkung, wenn sie eine angelernte Als-Ob-Qualität hat oder auf Affektansteckung beruht. Die Verwendung validierender Formulierungen ohne innerliche Anteilnahme, Containing und Distanzierung stellt ein nicht kongruentes bzw. nicht markiertes Antworten dar und fördert den Als-Ob- bzw. den Äquivalenzmodus.

4.5.12 Mentalisieren der Übertragung

Die Herstellung gegenseitigen Vertrauens ist die Basis für die weitergehende Mentalisierung der Übertragung. Wenn die Notwendigkeit einer Externalisierung des fremden Selbst oder einer affektentlastenden Projektion abgenommen hat, wird der explorative Spielraum größer. Ist die sichere Basis vorhanden, dann kann der Patient leichter anerkennen, dass seine nicht die einzig mögliche Sichtweise ist. Die mentalisierende Aktivität entsteht als gemeinsame Schöpfung der beteiligten Personen in einem intersubjektiven Möglichkeitsraum (Winnicott 1971).

Validieren ermöglicht Mentalisieren
„Sie dachten, ich habe gestern gegähnt, weil ich Sie uninteressant und langweilig finde. Nun, über so eine Haltung hätte ich mich an Ihrer Stelle auch geärgert, und ich begreife Ihren Wutausbruch jetzt besser. [...] Doch jetzt, wo Sie sich beruhigt haben, habe ich doch noch eine Frage an Sie: Ist das Ihrer allgemeinen Lebenserfahrung nach die einzige mögliche Erklärungen dafür, dass ich gähnen musste?"
„Wie Sie selbst sich den bissigen Kommentar Ihres Chefs erklären, habe ich jetzt gut verstanden. Aber können Sie sich noch andere Gründe dafür vorstellen, dass er so reagierte?"

4.5.13 Zurückhaltung mit Deutungen als Interventionsform

Um mit Deutungen innerlich arbeiten zu können, müssten Patienten den affektiven, kognitiven und Beziehungsgehalt einer solchen Interpretation gut integrieren können. An diese Grenze geraten alle Therapieschulen, die bei Mentalisierungsdefiziten Deutungen oder Erklärungen benutzen. Denn Deutungen können von nicht mentalisierenden Patienten als nichtssagend, zu nah oder zu weit weg empfunden werden.

- Als reine Theorie ohne Bezug zu lebendigen Affekten erlebt, fördern Deutungen den Als-ob-Modus.
- Deutungen können mit einzelnen Inhalten so sehr den Äquivalenzmodus und die affektive Überforderung „antriggern", dass der situative und symbolische Kontext der Intervention verloren geht.
- Eine Deutung kann für den Patienten auch ein allmächtiges, tiefes Durchschautwerden bedeuten, das, je nach Situation und Patient, herbeigesehnt oder gefürchtet wird, aber nicht zur intersubjektiven Realitätsinterpretation und Subjekt-Objekt-Differenzierung beiträgt.

Demgegenüber propagiert MBT die gemeinsame Suche von Patient und Therapeut bzw. Gruppe nach Bedeutungen.

Verschiedene bewusstseinsnahe Sichtweisen und Erklärungen werden mit den zugehörigen Affekten verbunden und nach Versuch und Irrtum in einer Art „argumentativem Tischtennis“ diskutiert. Eine Deutungshoheit des Therapeuten sieht MBT als mentalisiserungsschädlich an.

Mit zunehmender Sicherheit im Mentalisieren erschließen sich die Gesprächspartner zunehmend schwierigere Bereiche. An dieser Stelle soll zwei Missverständnissen über den Gebrauch von Deutungen in der MBT vorgebeugt werden.

- Interpretationen werden in diesem Bezugssystem nicht als wirkungslos eingeordnet. Denn manchmal können sie bei mentalisierungsgestörten Patienten auch über andere Kanäle als den vermittelten Inhalt wirken. So kann es beruhigen, wenn ein Spezialist sich engagiert Mühe gibt, jedoch macht der Inhalt dann nur einen Teil der Bedeutung für den Patienten aus.
- Klassisches Deuten als Herstellung einer Beziehung zwischen bewusstem und unbewusstem Material ist in der MBT nicht grundsätzlich verboten. Die Anwendung setzt nur eine angemessene Mentalisierungsfähigkeit beim Patienten voraus. Ist diese erreicht, so ist ein flexibler Übergang zu einer mehr interpretativen Interventionstechnik und letztlich zu anderen Methoden möglich.

Patienten, die Deutungen gut nutzen können, sind im Übergangsbereich von MBT zu anderen Therapiemethoden angelangt.

4.5.14 Wechsel der Perspektiven

In der MBT wird aufmerksam beobachtet, dass die Integration von innerer und äußerer Realität zunimmt. Ein Zustand von konkretistischer Außenorientierung, bei dem allein das unmittelbar erfahrbare Verhalten oder Gegenständliches zählt und die mentale Welt ausgeblendet wird, sollte ebenso infrage gestellt werden wie eine andauernde realitätsferne Innerlichkeit oder ein unproduktives Psychologisieren.

Hält sich ein Patient lange bei seiner Innenwelt auf, dann bringt der Therapeut die Außensicht ins Spiel, verharrt der Patient ganz beim äußeren Verhalten, so fragt sein Behandler nach der inneren Realität. Genauso verhält es sich mit dem Verhältnis emotionaler und kognitiver Auseinandersetzung: die wenig berichtete Ebene wird nachgefragt.

Der Wechsel von der Fixierung auf das Außen hin zu einer differenzierten Betrachtungsweise wird im folgenden Beispiel gezeigt:

Einladung zum Perspektivenwechsel
Eine Borderlinepatientin verletzt sich während der ersten 20 Therapiesitzungen allmählich weniger. Sie meint, sie könnte eigentlich stolz sein, sie habe so sehr darauf hingearbeitet, habe jede Woche ihr Tagebuch ausgewertet, habe herausgefunden, dass sie ihren Kolleginnen am Arbeitsplatz schon zweimal rechtzeitig habe Nein sagen können, statt nur wie ein Automat zu funktionieren. Dennoch habe sie Angst, dass die Selbstverletzungen wieder häufiger werden könnten.
Von ihrer Therapeutin bekommt sie das Angebot, neben den äußerlichen Erfolgen auch über die innerlichen Veränderungen nachzudenken, welche die Verbesserungen des Verhaltens ermöglicht haben und die jetzt zu ihren Befürchtungen führen.
Damit will die Therapeutin das Kohärenzerleben von Innen und Außen, Verhalten und Mentalem, befördern und später als weiteres Ziel neben der Abnahme der Schneidefrequenz etablieren.

Im nächsten Beispiel ist die Erweiterung der Perspektive anders herum notwendig:

Ein depressiver Patient verwickelt immer wieder die gesamte Gruppe in seine abstrakten Überlegungen zu den unbewussten Ursachen seiner Erkrankung, beleuchtet – gut psychologisch belesen – alle Winkel seiner Gefühls- und Körperregungen sowie seiner Biografie, kommt aber nicht zu irgendeinem therapeutischen Fortschritt oder aus seinem Leeregefühl heraus.
Die übrigen Gruppenmitglieder machen ihm einen interpretativen Vorschlag nach dem anderen, was die Depressionsursache sein könnte, aber vergebens, denn der Protagonist fühlt sich nicht besser, sondern allmählich niedergeschlagener.

Vom Therapeuten werden der Protagonist und seine Mitpatienten angeregt, sich gegenseitig Rückmeldungen zu geben, wie sie das Gruppengespräch gerade gestalten und was sie dabei für einen Eindruck aufeinander machen. Die daraufhin erfolgenden gegenseitigen Einschätzungen bringen den Charakter der Gruppeninteraktion als psychosoziale Kompromissbildung eines Abhängigkeits-Individuationskonflikts an den Tag.

4.5.15 Den Interventionsstil auf den momentanen Wahrnehmungsmodus ausrichten

Als Ergänzung zu den Vorschlägen des MBT-Manuals (Bateman / Fonagy 2004) werden in diesem Abschnitt orientierende Hinweise zur Interventionstechnik gegeben, die an die Diskussion über störungsorientierte Interventionstechnik im deutschsprachigen Raum anknüpfen.

Die Bandbreite störungsorientierter Therapie ist wesentlich weiter als sich lediglich auf bestimmte Krankheitssymptome oder Diagnosen auszurichten. Die weit ausgearbeitete Unterscheidung von Therapiestrategien nach Strukturniveau, wie beim Göttinger Modell (Heigl-Evers / Ott 1994, Streeck / Leichsenring 2009, Staats et al. 2013, 2014), oder nach Konflikt- versus Strukturorientierung (Rudolf 2004) zeigt dies.

Doch die Ich-Funktionen eines Patienten sind nicht statisch sondern wechseln, manchmal innerhalb kürzester Zeit. Je nach aktuell vorherrschendem Wahrnehmungsmodus kann die Mentalisierungsfähigkeit und die Toleranz eines Patienten für affektive Intensität recht verschieden sein.

Das auf den Wahrnehmungsmodus abgestimmte Vorgehen der MBT kann aus didaktischen Gründen den vier beschriebenen Modi zugeordnet werden. In der Praxis werden jedoch auch Übergänge erforderlich sein.

4.5.16 Interventionen beim Äquivalenz- und teleologischen Modus

Im Äquivalenzmodus leiden die kognitiven Prozesse unter der Überflutung durch Affekte und Fantasien, die nicht mehr unterscheiden zwischen äußerer und innerer Realität, Gegenwart und Vergangenheit, Ich und Du.

Im teleologischen Modus ist die Angst so groß, dass nur noch eine konkrete und als entlastend erfahrene Aktion des Gegenübers sicherstellt, dass sich der Patient in guten Händen fühlt.

Interventionen haben das Ziel, die Affekte soweit herunterzuregulieren, dass die Notwendigkeit der unmittelbaren Verfügbarkeit eines regulierenden anderen abnimmt und der Patient wieder selbst klar denken, sprechen und allmählich Affekte und Impulse regulieren kann.

Passende Interventionen für dieses Ziel zeigen persönliche Präsenz, sind klar, einfach und strukturiert. Sie vermitteln „Feeling felt", d. h. Antworten betonen das eigene Berührtsein und nicht die kognitive Differenz.

Therapeuten sollten jedoch auch die Schutzfunktion von Nichtmentalisieren und Inkohärenz beachten, wenn in einem Übergangszustand vom Äquivalenz- zum Als-ob-Modus Dissoziationen auftreten.

Therapeuten validieren Externalisierungen (Übertragungen) des fremden Selbst, verzichten auf Übertragungsdeutungen, freies Assoziieren oder intensitätssteigernde Bilder und Metaphern.

Eine wichtige Kontraindikation für Näheangebote von verständnisvoller und betont fürsorglicher Begleitung sind Ausnahmezustände von Patienten, denen die Nähe zu bedrohlich geworden ist oder wird. Ihnen kann ein sehr distanziert-sachlich gehaltenes Vorgehen eher zur Entspannung verhelfen.

4.5.17 Interventionen beim Als-ob-Modus

Der Als-ob-Modus hilft, den Äquivalenzmodus zu beenden und mehr gedankliche Klarheit und Differenzierung zu befördern.

Im Als-ob-Modus werden Gedankenspiele, Abstraktion und kognitive Differenzierung möglich, die in der Äquivalenz unerreichbar sind.

Ziel der Interventionen ist es, die Explorationsmöglichkeiten fantasievoll und spielerisch zu nutzen und kognitive Spielräume zu öffnen. Dabei geht es darum, Verbindungen zwischen Verhalten und mentaler Welt zu erkennen, mit alternativen Sichtweisen und Erklärungen zu spielen, zu explorieren, zu klären und zu konfrontieren. Fantasien zu folgen kann dann sinnvoll sein, wenn sie nicht mehr so bedrohlich sind wie die äußere Realität.

Vorsicht: Ein zu langes Verweilen im Als-ob-Modus erhöht das Risiko einer Als-Ob-Therapie.

Pseudomentalisieren kann auftreten in Form von nicht enden wollenden psychologisierenden Mono- oder Dialogen ohne affektiven oder Handlungsbezug oder in einer sensibel erspürten Bedienung der thematischen Vorlieben des Therapeuten. Welche Strategien dann helfen, ist einem Abschnitt weiter unten dargestellt.

Ist im Als-ob-Modus ein guter, sicher empfundener Austausch hergestellt, so können mutige, herausfordernde, bei sehr guter therapeutischer Beziehung auch einmal provozierende Interventionen auch heiklere Gefühle in die Arbeit bringen. Ziel ist die Integration affektiven und kognitiven, bewussten und unbewussten Erlebens im reflektierenden Modus.

Die große Ausnahme ist ein Als-ob-Modus in Form von heftiger Dissoziation oder innerer Leere. Er hat noch keinen spielerischen, sondern einen zwingenden Charakter und heftige Nebenwirkungen, was deutlich macht, wie nah der Patient vor einem Umschlagen in die Äquivalenz steht. Dann müssen sich Interventionen ganz auf den Äquivalenzmodus einstellen und einen stabilen, spielerischen Als-Ob-Zustand erst ermöglichen.

4.5.18 Interventionen beim reflektierenden Modus

Zentrales Kennzeichen des reflektierenden Modus ist ein Spielen können mit äußerer und innerer Realität. Die interventionellen und interaktionellen Spielzüge der Therapie bereichern und vertiefen das Erleben und fördern das Gefühl von Kompetenz und Selbstwirksamkeit bei Patienten und Behandlern.

Bei einem stabilen reflektierenden Modus ist es möglich, die regulierende Therapeutenaktivität zurückzunehmen, Interpretationen auch unbewusster Motive und Fantasien anzubieten, vertiefende Metaphern und Symbole zu gebrauchen, Übertragungsdeutungen zu geben.

Dieser Modus, wenn er stabil genug ist, markiert den Übergang zu einer anderen, mehr interpretativen Methodik jenseits von MBT. Doch die Empfehlungen für den Äquivalenz- oder Als-ob-Modus gelten sofort wieder, wenn eine tiefgreifende Mentalisierungsstörung erneut erkennbar wird.

Das folgende klinische Beispiel verdeutlicht etliche dieser Interventionshinweise bei den verschiedenen Modi. Es zeigt auch auf, wie sehr MBT auf ein authentisches Gefühl hinter der Interventionstechnik aufbaut.

Selbstöffnung ermöglicht Mentalisieren

Eine suizidale Borderlinepatientin mit schwersten Traumatisierungen bis in die jüngste Vergangenheit war etliche Wochen zuvor auf der allgemeinpsychiatrischen Station aufgenommen worden. Auch jetzt noch, nach zähen Wochen Vertrauensaufbau, Ressourcensuche und Beziehungsklärung, war die Patientin suizidal. Ihre Flashbacks, Selbstverletzungen, paranoiden Beschuldigungen, Rückzüge in mehrtägige Hungerstreiks, Erpressungen und Wutausbrüche bestimmten die Arbeit. Selbstfürsorge war ihr fast nur mit Selbstschädigung möglich.

Nach einem anstrengenden Nachtdienst betrat der Stationsarzt ihr Zimmer zur in dieser Klinik üblichen täglichen Vormittagsvisite. Er nahm alle Kraft zusammen, um in seinem Zustand mit ihr noch ein gutes Gespräch zu führen, als sie ihn nach kurzer Zeit wütend anfauchte: „Sie interessieren sich gar nicht für mich, Sie sind in Gedanken ganz woanders, Sie wollen hier nur Ihren Dienst abspulen, so was hilft mir nicht, lassen Sie es doch einfach bleiben! Wissen Sie was, Sie können mich mal!“ Felsenfest war sie von ihrer Begründung überzeugt.

Er musste sich fassen und sehr mit sich kämpfen, hatte er sich doch so viel Mühe gegeben. Ihre Heftigkeit und Wut, mit der sie ihm schlechte Absichten unterstellte, waren schwer verdauliche Kost für ihn. Es dauerte etwas, bevor er wieder weiterdenken konnte. Er hatte eine Vermutung über ihre Übertragung, hielt sie aber zurück und fragte: „So ein schlechter Therapeut bin ich? Das hat sich für mich nicht so angefühlt. Wie kommen Sie denn auf all diese schweren Vorwürfe?“

Daraufhin beschrieb sie ihm einige deutlich wahrnehmbare Anzeichen seiner Erschöpfung. Er antwortete ihr daraufhin: „Sie haben recht, daran hatte ich gar nicht mehr gedacht. Ich habe einen heftigen Nachtdienst ohne Schlaf hinter mir und kann mich, obwohl ich es nach Kräften versucht habe, kaum noch auf Sie konzentrieren. Das haben Sie gemerkt und jetzt kann ich Ihren Ärger verstehen.“

Verblüffung huschte über das Gesicht der Patientin und schließlich ein erleichtertes Lächeln.

Er setzte fort: „Wir sollten für heute tatsächlich die Visite beenden und Wichtiges auf morgen verschieben. Aber zuvor möchte ich Ihnen noch eines sagen: Die Verächtlichkeit und Heftigkeit Ihrer Beschuldigungen haben mich doch getroffen. Besonders erschreckt hat mich, dass es für Sie keine andere Erklärung für Ihre Beobachtungen gibt, als dass ich nicht an Ihnen interessiert bin. Denn wenn ich jetzt so darüber nachdenke, finde ich mich darin überhaupt nicht wieder. Ich möchte also gerne erfahren, wie Sie darauf gekommen sind. Außerdem erzählen Sie mir öfter solche Reaktionen von sich aus Ihrem Alltag. Ich schlage vor, dass wir morgen, wenn ich wieder ausgeruht bin und wir beide noch etwas über die heutige Visite nachdenken konnten, weiter schauen, was es damit auf sich hat.“

Die Patientin antwortete: „Das vorhin, das tut mir leid, Entschuldigung, das war tatsächlich sehr heftig und stimmte nicht, Sie waren einfach müde. Aber jetzt schon fällt mir so viel ein, was ich mit Ihnen besprechen will. Erholen Sie sich gut, bis morgen!“

4.6 Interventionen, die das Mentalisieren behindern

MBT bewertet den fortgesetzten Explorationsprozess höher als die einzelnen Inhalte. Wichtiger Teil der Exploration ist die Suche nach Mentalisierungsbrüchen und Fehlern, auch beim Therapeuten. An ihnen entspinnen sich häufig die wichtigsten Beziehungserfahrungen und Erkenntnisprozesse.

MBT ist eine fehlerfreundliche Methode. Schon bei der entwicklungspsychologischen und theoretischen Basis der MBT spielt die Fähigkeit zur Anerkennung von Subjektivität, Täuschung und Irrtum eine große Rolle. Betrachtet man die Interventionstechnik, so ist nicht die grundsätzliche Vermeidung von Fehlern das Ziel, sondern der stetige Verbesserungsprozess. Verbesserung bedeutet hier die Förderung des Mentalisierens und der Mentalisierungsfähigkeit.

Es passt nicht zur MBT, eigene Fehler dauerhaft zu fürchten, unter den Tisch zu kehren und nicht zur Selbstreflexion oder – selektiv und dosiert – zur gemeinsamen Exploration zu nutzen. Mentalisierungsfehler geben Anlass zu weiteren erforschenden Bemühungen. Es passt auch nicht zur MBT, die Verbindung zwischen den Therapieerfahrungen und den praktischen Konsequenzen im Handeln auszublenden.

Im Dialog mit Patienten gibt es eine Reihe von Verhaltensweisen, die Mentalisierung erschweren oder unmöglich machen: Die erste Gruppe von Verhaltensweisen kann zusammengefasst werden als *Behinderung der Kommunikation*. Hierzu gehören lange Schweigepausen, Monologisieren von Patient oder Therapeut und der Gebrauch einer komplizierten Therapiekunstsprache oder Metaphorik.

Die zweite Gruppe hat mit der *Betonung des Inhalts* zu tun, besonders wenn dies aus Gründen der Abwehr gegen die Beschäftigung mit den interaktionellen Aspekten des Therapieprozesses geschieht. Hinweise darauf sind die narzisstische Überbewertung der „richtigen" Erkenntnis, der Gebrauch grandioser Formulierungen, vorschnelle Verallgemeinerungen, Einengungen auf ein einziges Erklärungsmodell, der Druck, alles „objektiv" wissen und richtig machen zu müssen und das Vermeiden von Fehlersuche und Fehlerfreundlichkeit.

Im Umgang mit deutlich mentalisierungsbeeinträchtigten Patienten gehören folgende Punkte ebenso zu dieser Gruppe: „Tiefe" Deutungen des Unbewussten, schnelles Ansprechen unbewusster Aggression, Gebrauch hochkomplexer oder intensitätsverstärkender Bilder und Metaphern und langes Fantasieren und freies Assoziieren.

Der dritte Bereich von Mentalisierungshindernissen betrifft die *Verfassung des Therapeuten*. Hinderlich sind auf Dauer eine zu große eigene Beteiligung oder einseitige Identifikation mit den Sichtweisen des Patienten mit dem Risiko, als Therapeut unmarkiert zu antworten. Aber genauso schädlich sind zu viel Abstand, Mangel an Empathie und dadurch inkongruentes Antworten.

Die Überschätzung der Mentalisierungsfähigkeit und Überforderung des Patienten kann zum iatrogenen Provozieren des Äquivalenzmodus führen.

Das Zulassen einer psychologisierenden Pseudotherapie oder eines abstrakten „Psychogebabbels" aus Gründen eigener Abwehr führt zu einer Als-ob-Therapie.

Auch die Fixierung auf die Rekonstruktion der Vergangenheit kann in überforderndes Nachbohren (Beispiel Trauma) münden oder an unlebendig langem Hängenbleiben an biographischen Details.

Inadäquates freies Assoziieren oder Fantasieren als Anlehnung an die klassische Psychoanalysetechnik verstärkt Äquivalenzerleben.

Und schließlich sind die Folgen fehlender oder unzureichender Eigen- und Gegenübertragungsanalyse dramatisch, insbesondere bezüglich des augenblicklichen eigenen Mentalisierungsniveaus, wenn dadurch eine intersubjektive Realitätskonstruktion verhindert und alles Problematische dem Patienten zugeschoben wird.

4.7 Die Gruppe als idealer Ort zum Mentalisieren

Gruppentherapien sind für viele Patienten optimal, um in Kontakt mit verschiedenen Bindungspersonen (Strauß 2012) Mentalisieren zu lernen. Doch auch die Ergebnisse empirischer Langzeituntersuchungen lassen vermuten, dass Mentalisierung nirgendwo besser als in der Gruppe gelingt und dass psychodynamische Gruppenpsychotherapien zu den wirksamsten psychiatrischen und Psychotherapeutischen Behandlungsverfahren gehören (Schultz-Venrath 2008).

MBT-Gruppen werden mit wenig thematischen, Prozess- und Strukturvorgaben durchgeführt, neben dem Einhalten allgemeiner Rahmenbedingungen, wie Schweigepflicht, wird zur aktiven Teilnahme geraten und der Fokus auf ein besseres Verstehen von sich selbst und der Beziehung zu anderen gelegt. Dadurch wird das Gruppengeschehen eine dosierte und geschützte Auseinandersetzung mit Lebensfragen, bei der die Eigenheiten der einzelnen Teilnehmer voll zur Geltung kommen. Gemeint ist damit, dass im Übungsfeld der Gruppe spontan Emotionen, Kognitionen und Rollenübernahmen entstehen, deren Mentalisierung auch im realen Leben ansteht. Es geht also vor allem um das Wie des Denkens, Fühlens und Kommunizierens.

Die dosierte und begrenzte Verbundenheit innerhalb einer Gruppe in Kombination mit dem Erleben von Pluralität und Individualität ergibt ideale Bedingungen, um die Wechselwirkung zwischen beobachtbarer Interaktion und dem mentalen Hintergrund eigenen und fremden Erlebens und Verhaltens kennen, einschätzen und voraussehen zu lernen.

Gruppen ermöglichen Mentalisieren

Herr L., ein Gruppenteilnehmer mit einer Lebensgeschichte voller frustrierter Hoffnungen, gesehen und verstanden zu werden, berichtete von seiner neuen Arbeitsstelle: Die dortigen Farbtöne an den Wänden würden ihn so irritieren, dass er einfach nicht arbeiten könne und Kopfschmerzen bekomme. Er habe eine spezifische Farbunverträglichkeit, suche unter Kollegen immer wieder Verbündete, um farblich etwas zu verändern, finde aber nirgendwo Mitstreiter und werde deshalb schon gemobbt.

In den folgenden Sitzungen erzählte Herr L. dasselbe immer wieder aufs Neue, bis die anderen Mitglieder allesamt schon genervt die Augen verdrehten, wenn Herr L. das Wort ergriff. Die anfangs unausgesprochene Wut hatte sich ihm gegenüber bereits heftig Luft gemacht, und Herr L. geriet und brachte sich zunehmend weiter in die Sündenbockposition. Selbst nach Mitwirkung an gut mentalisierenden Gruppenabschnitten fing er immer wieder unbeirrbar und konkretistisch damit an, dass er einfach nur diese Farben nicht aushalten könne, mehr sei es nicht.

Inhaltlich war Herrn L.s Position so bizarr, wenngleich nicht im engeren Sinne wahnhaft, dass sie von niemandem nachvollzogen werden konnte. Das Thema des Verständnisses füreinander war für die gesamte Gruppe relevant geworden, denn in dieser sich wiederholenden Szene zementierte sich eine Gruppenstimmung, in der keiner mehr Interesse hatte, sich mit dem inneren Erleben der jeweils anderen Seite zu befassen.

Beim nächsten Mal, als Herr L. mit seinem Farbthema anfing, ließ der Therapeut kein Umkippen der Gruppe ins Nichtmentalisieren mehr zu, sondern unterbrach gleich:

„Herr L., ich muss Sie schützen. Wenn Sie jetzt wieder über Ihre Farbton-Unverträglichkeit erzählen, dann bekommen Sie innerhalb der nächsten zehn Minuten wahrscheinlich erneut nur noch Widerwillen und Unverständnis zu spüren. Das ist ein sehr wichtiger Punkt für Sie, Herr L., denn Ihr Alltagsgefühl von Ablehnung und Unverständnis ereignet sich hier in der Therapie erneut (Übertragungsmarker). Wir haben miteinander die Aufgabe, Ihnen beim Verstehen dieser frustrierenden Erfahrungen zu helfen."

Später setzte er fort:

Ich schritt vorhin aber auch ein, weil es alle anderen ebenso angeht wie Herrn L. Als Sie alle letzte Gruppe so aufgebracht waren, hatte keiner mehr Interesse daran, in dieser schwierigen Situation mehr über sich und die anderen zu erfahren. Ich möchte gern wissen, was untereinander und innerlich in Ihnen vorging, bevor Ihr Ärger über Herrn L.s Farbthema wieder aufkam." (Stop, stand, rewind and explore).

So kamen in der Gruppe Spannungen und die Latenzen zum Vorschein, die allesamt thematisch mit Herrn L.s Suche nach Verständnis und zurückgehaltenem Ärger zu tun hatten. Herr L. war entlastet und mit seinem Thema nicht mehr allein.

Am Ende ermutigte der Therapeut Herrn L. noch, zukünftig jedes Mal innezuhalten, wenn er am liebsten wieder mit dem Farbtonthema beginnen wolle, und sich abzufragen, was dem vorausging."

4.7.1 Gruppenpsychotherapie mit schwer traumatisierten Patienten

Als Ergänzung zu den englischsprachigen MBT-Arbeiten stellt dieses Buch einige Überlegungen vor, die zu der im deutschsprachigen Bereich geführten Diskussion um spezifische traumatherapeutische Angebote Stellung beziehen. Mehr dazu ist andernorts zusammengefasst (Bolm 2009a, 2012a, 2014d, Reddemann 2009)

Zweifel am Einsatz psychodynamischer Gruppentherapie könnten entstehen, wenn man sich ein karikaturhaftes Szenario vorstellt, in dem ein fast die ganze Sitzung passiv zuwartender Gruppenleiter überfordernde, traumabezogene Stimmungen und Interaktionen frei laufen lässt, mit der Haltung, vergangene Probleme müssten sich erst in aller Heftigkeit in der Gruppe reinszenieren und die konstruktive Kraft der Gruppe würde das Containing dann schon übernehmen. Hin und wieder würde er hochkomplexe Gesamtgruppendeutung von sich geben, welche die von ihm vermuteten tiefen unbewussten Schichten des Gesamtgeschehens betreffen.

Wer Erfahrung mit dieser besonderen Klientel schwer traumatisierter Patienten hat, wird sich vorstellen können, was in solch einer Gruppe schief gehen kann: resigniertes Schweigen, Aneinanderreihungen von Traumadetails und Anklagen, dissoziativ sich ausblendende Patienten, die auf ihrem Stuhl schaukeln und sich die Fingernägel in den Arm drücken, andere, die überfordert den Raum verlassen und sich draußen selbst verletzen.

Psychodynamische Gruppenpsychotherapie in der MBT wird angesichts solch heftiger Herausforderungen wesentlich aktiver, kleinschrittiger und strukturierender geleitet als in der oben beschriebene Karikatur. Um einen Vergleich aus dem Sport heranzuziehen: Es geht nicht um ein

Präzisionsbogenschießen auf Distanz, sondern um ein Tischtennisspiel mit ständigem Hin und Her des Balls, der auf einer sehr begrenzten, kleinen Spielfläche gehalten werden muss. Diese kleine Spielfläche kommt ohne eine direkte Traumarekonstruktion oder -bearbeitung in der Gruppe aus, wie das folgende Beispiel zeigt:

Beispiel für Gruppenarbeit mit Traumatisierten

In einer Gruppensitzung reagierte Frau A. völlig aufgebracht auf Herrn B. und konnte gar nicht mehr aufhören mit Beschuldigungen: „Du hast mich vorhin in der Gruppe so mürrisch angeguckt. Ich fühlte mich ganz klein und ausgeliefert. Wenn Du mich noch mal so heruntermachen willst, dann raste ich aus!"

Herr B. war erst völlig verblüfft darüber, saß dann aber bald erstarrt und finster blickend in der Gruppe und konnte trotz Aufforderung der anderen, zu seinem finsteren Blick etwas zu sagen, kein Wort mehr herausbringen. Beide Kontrahenten waren in einer Verfassung, in der sie nicht mehr differenziert mentalisieren und dies kommunizieren konnten. Andere Patienten arbeiteten sich nervös an ihren Igelbällen ab oder versuchten, sich mit anderen Skills zu beruhigen.

Die Therapeutin hatte für MBT-Verhältnisse schon eher lang abgewartet, jetzt übernahm sie die regulierende Aktivität, statt weiter zuzuwarten oder zu deuten. Sie sagte, sie wundere sich, warum die Teilnehmer das Geschehen so laufen gelassen und nicht gestoppt hatten, bevor es sich so zuspitzte, jetzt habe sie es tun müssen. Damit bremste sie das Tempo der konkreten und unmittelbar spürbaren Aktion.

Dann leitete sie über zum gemeinsamen Ziel, die mit der Interaktion zusammenhängenden mentalen Vorgänge zu klären. Die Gruppe nahm den Ball auf: Innerhalb der nächsten Viertelstunde konnte die Gruppe mit Frau A. deren ärgerliche Affekte und die damit verbundenen Überzeugungen klären und benennen. Frau A. fühlte sich verstanden darin, dass sie wütend war, weil sie glaubte, Herr B. wollte sie demütigen und verletzen. Und die Gruppe übte sich im Erkennen von Fr. A.s Erlebens- und Sichtweise.

Schließlich regte die Therapeutin die Gruppe an, noch einmal die Explorationsrichtung zu ändern: „Jetzt haben wir so viel mit und über Frau A. gesprochen, doch ich habe mich schon eine Zeit lang gefragt, ob auch jemand dabei an Sie, Herrn B., gedacht hat? Sie schweigen und schauen die ganze Zeit zu Boden. Was denken die anderen, könnten Sie versuchen, sich ein Stück weit in Herrn B. hineinzuversetzen, wie er unsere Diskussion fand?"

Nachdem die Teilnehmer sich eine Zeit lang einfühlsam mit ihm beschäftigt hatten, begannen sie allmählich, sich auf heikleres Terrain vorzuwagen und Frau A.s Sichtweise zu hinterfragen, warum Herr B. anfänglich so geguckt

haben könnte. Ein Gruppenmitglied meinte schließlich zu Frau A.: „Vielleicht wollte er dir einfach nur zeigen, dass er jetzt in Ruhe gelassen werden will.“ Ihr fiel daraufhin ein, vorsichtig zu Herrn B. blickend: „Na ja, das könnte schon sein, du warst vielleicht vorhin noch mitgenommen von dem, was du kurz vorher von deinem schrecklichen Wochenende erzählt hattest. Was meinst du, ist da etwas dran?“ Herr B. nickte, suchte ab diesem Zeitpunkt wieder Blickkontakt und beteiligte sich bald am Gespräch.
Nun konnte die Gruppe weiter vertiefen, welche Motive und Muster hinter dem heftigen Angriff und dem trotzigen Rückzug der beiden Protagonisten sowie anderer Gruppenteilnehmer in ähnlichen Situationen standen.

Mit störungsorientiert modifizierten Strategien kann das Gruppenklima auch bei mehrheitlich schwer traumatisierten Teilnehmern so gestaltet werden, dass eine „optimale Betriebstemperatur“ gepflegt wird – vorsichtiger und aktiv moderierender ausgerichtet als in der Arbeit mit Neurotikern. Wenn dies gelingt, dann könnte ein uninformierter Außenbeobachter während mancher Episoden tatsächlich meinen, er beobachte eine gut reflektionsfähige Neurotikergruppe. Doch trotz dieser zeitweisen Zustände muss die Gruppenleitung achtsam auf die kleinen Brüche beim Mentalisieren sein, um bei Bedarf wieder aktiv zu regulieren.

Ziel der psychodynamischen MBT-Gruppe ist nicht die Reinszenierung früherer Traumata in all ihrer Heftigkeit, um sie dann zu bearbeiten, sondern die Verlebendigung der aus dem jeweiligen Schicksal erwachsenden übergeordneten Lebens- und Beziehungsthemen, und zwar in einer erträglichen Intensität, die einen zunehmend mentalisierenden Umgang mit diesen Lebensaufgaben ermöglicht.

Deshalb werden lähmende Gruppenstimmungen sowie Gespräche über intrusiv wirkende Traumadetails schnell unterbrochen und wie jede andere ernste Symptomatik zur Diskussion gestellt. Der Schwerpunkt ist dann das *Wie* der Interaktion zu den anderen Teilnehmern, nicht das *Was* der Traumatisierung. Die Inhalte hätten sonst in einer frei interagierenden Gruppe eine zu große Zerstörungskraft.

Dagegen führt der gelungene Umgang mit begrenzten Störungen zu einer Stärkung der Ich-Funktionen.

Ziel sollte immer sein, dass die Gruppenerfahrung so gestaltet wird, dass in einer für Patienten überschaubaren Zeit eine positive, korrigierende Erfahrung gemacht werden kann.

Solchermaßen modifiziert können selbst gemischtgeschlechtliche MBT-Gruppen für größtenteils schwer traumatisierte BPS-Patienten genügend Sicherheit anbieten, um miteinander das Mentalisieren einzuüben (Bolm 2012a, 2014d). Hilfreich ist es allerdings, wenn für Gruppen mit schwer Traumatisierten zusätzliche Einzelgespräche angeboten werden, um den Umgang mit Inhalten zu besprechen, die nicht in der Gruppe geäußert werden sollten.

4.7.2 Spezielle Gruppeninterventionen und -themen

Die spezielle Interventionstechnik in MBT-Gruppen hält sich einerseits an die in den vorangehenden Abschnitten bereits gegebenen Hinweise zur Einzeltherapie. Dabei ist das Ergebnis, die Förderung des explorierenden und mentalisierenden Prozesses, wichtiger als die Einengung auf bestimmte, formal festgelegte Interventionen.

Der Schlüssel zu einer konstruktiven Gruppenentwicklung sind gezielte Interventionen, die das unmittelbare Mentalisieren im Hier und Jetzt des Gruppengeschehens fördern.

In MBT-Gruppen wird die Gruppe nur in Ausnahmefällen als Ganzes angesprochen, um keine regressive Entdifferenzierung und eine Verstärkung archaischer und Primärprozesse zu fördern. Andererseits ist es für nicht in Gruppentherapie erfahrene Behandler wichtig, nicht nur auf die einzelnen Teilnehmer zu achten, sondern auch auf die Gesamtsituation.

Der Angstlevel darf nicht zu hoch und nicht zu niedrig sein, sowohl in der Gesamtgruppe als auch bei den einzelnen Teilnehmern.

Der Therapeut begnügt sich nicht mit der rahmensichernden, beobachtenden und kommentierenden Rolle, wenn nötig übernimmt er die Kontrolle über den Gruppenprozess im Sinne einer Modulation und Moderation.

Die Gruppenexploration wird bewusstseinsnah gehalten durch die Bitte um genauere Erklärung, weitere Erläuterungen und durch Verbreiterung des Problems, etwa „Hat jemand Ähnliches erlebt?“

Zirkuläre Fragen halten alle in einem wachen Zustand, sich mit Mentalisierungsthemen zu beschäftigen.

Ist ein Teilnehmer durch heftige Scham oder andere Gründe blockiert weiterzuarbeiten, werden andere Patienten nach ihrem Verständnis ähnlicher eigener Situationen befragt. Damit wird deren Erfahrung bezüglich des Problems genutzt und später, in einem für den ursprünglich Betroffenen wieder sicheren Klima, die Verbindung zum ursprünglichen Protagonisten erneut hergestellt.

Die Gruppenkultur des Erforschens von Motivationen wird gefördert und manchmal wird darauf bestanden, dass Patienten sich mit den Perspektiven der anderen ernsthaft beschäftigen und daran arbeiten, deren Standpunkt zu verstehen.

Es befördert die Kohäsion und Entdeckerfreude, wenn der Therapeut sich über gelungene Mentalisierungsschritte der Gesamtgruppe erkennbar freut. Dies kann so aussehen:

Sich freuen über die Gruppe

„In der letzten halben Stunde habe ich mich über Sie als gesamte Gruppe sehr gefreut. Irgendwie haben Sie es miteinander geschafft, dass einige von Ihnen sich offen trauten, über ihren Ärger aufeinander zu sprechen. Und das haben Sie so hinbekommen, dass es keinem zu viel geworden ist und alle eine Menge Wichtiges über sich gelernt haben. Das finde ich nicht selbstverständlich, gerade nach dem Verlauf der letzten Woche. Ich habe mich dann auch gefragt, was heute anders war als vorgestern, warum es heute gelang. Können Sie mir da weiterhelfen?“

4.7.3 Vorbereitung und Begleitung der MBT-Gruppenpsychotherapie

Gerade psychodynamische Verfahren mit ihrer Betonung der freien Interaktion profitieren davon, mit einer guten mündlichen und schriftlichen Aufklärung vorbereitet zu werden.

Als Weiterentwicklung für deutsche Verhältnisse von wesentlich kürzeren Komplexbehandlungen als im ursprünglichen Londoner MBT-Vorgehen vor Einführung der iMBT ist es sinnvoll, mit dem späteren Gruppenpsychotherapeuten als Gesprächspartner die Gruppe im Einzelsetting vorzubereiten. Das Kennenlernen dieser bindungsrelevanten Person erleichtert dem Patienten den Einstieg in die Gruppe, ermöglicht das Vorabklären möglicher Fallstricke und Schutzbedürfnisse.

MBT-Therapeuten sind, genauso wie die psychoanalytisch-interaktionell arbeitenden, bei dieser Vorbereitungsarbeit wesentlich aktiver als solche Gruppenanalytiker, die sämtliche Information erst in der und durch die Gruppe geschehen lassen. Dieses ausführliche Vorbereiten im Einzelsetting könnte die niedrigen Abbruchquoten erklären.

Hier folgt ein Beispiel für eine schriftliche Aufklärung zur Gruppenpsychotherapie.

Beispiel für eine schriftliche Aufklärung über Gruppentherapie

Patienteninformation MBT-Gruppenpsychotherapie

Sehr geehrte Patientin,
sehr geehrter Patient,

Gruppenpsychotherapie ist ein wichtiger Bestandteil Ihrer MBT-Behandlung. Sie dient dazu, dass Sie sich selbst und die Beziehungen zu anderen Menschen besser verstehen lernen.
Zwar bestehen manchmal am Anfang einer Gruppentherapie noch gewisse Bedenken, doch der Ablauf der ersten Sitzungen und der nachweisbar gute Erfolg von Gruppenpsychotherapie nimmt häufig die Einstiegsängste. Viele Probleme können gut miteinander bearbeitet werden.

Ihre Vorbereitung für die Gruppe erfolgt in den Einzelgesprächen mit Ihrer/Ihrem Bezugstherapeutin/en. So lernen Sie sich auch schon etwas besser kennen. Dabei werden Sie sich über die Behandlungsziele verständigen, über Erwartungen, Befürchtungen oder besonders schutzbedürftige Themen, die nicht zu Beginn oder detailliert ins Gruppengespräch eingebracht werden sollten.
Wichtig für den Erfolg sind Ihre aktive Mitarbeit in der Gruppe und die aktive Übertragung Ihrer Lernerfahrungen in den therapeutischen und häuslichen Alltag.

Damit Ihre Gruppentherapie gelingt, gibt es ein paar wichtige Regeln:
Alle Teilnehmer der Gruppe treffen sich zu den angegebenen Zeiten für jeweils 90 Minuten zuverlässig und pünktlich im dafür vorgesehenen Gruppenraum.
Über alles in der Gruppe Gesagte besteht Schweigepflicht gegenüber Nichtgruppenmitgliedern und Nichttherapeuten, damit Ihr Schutz gewährleistet ist.
Diese Art von Gruppe dient dem gegenseitigen Austausch im Gespräch, hier wird nichts medizinisch oder organisatorisch geregelt.
Damit Sie frei sich und Ihre Themen einbringen können, gibt es keine Tagesordnung, festgelegte Themenvorschläge oder festgelegte Redezuteilung.

Sprechen Sie alles so offen und spontan, wie es Ihnen möglich und zumutbar erscheint, auch das, was Sie untereinander innerhalb und außerhalb der Gruppentherapie miteinander erleben.
Erforschen Sie dabei fremdes und eigenes Erleben, Bedürfnisse, Wünsche, Absichten und Verhalten und tauschen Sie sich über Ihre verschiedenen Sichtweisen aus! Vergleichen Sie diese und versuchen Sie, auch die Erlebensweisen und Hintergründe der anderen zu verstehen.
Probieren Sie in der Gruppe mutige, neue Schritte aus! Dabei ist Achtsamkeit mit sich selbst und füreinander wichtig. Beachten Sie, was Sie sich und anderen zumuten können.
Ungefiltertes und ungeschütztes Erzählen traumatischer Erinnerungen oder rücksichtslose Offenheit sind nicht sinnvoll, ebensowenig wie das Vermeiden oder Verschweigen von Problemen.
Je schwieriger Ihre tatsächlichen oder befürchteten Konflikte untereinander sind, umso wichtiger ist es, sich vorzuwagen und eine angemessene Form des Miteinanderredens zu erlernen.
Humor ist erlaubt!
Ihre Gruppenleiterin / Ihr Gruppenleiter achtet darauf, dass Sie miteinander an ihren Problemen und Konflikten arbeiten. Sie / er gibt gelegentlich Anregungen, um Ihre Arbeit miteinander weiterzubringen und achtet auf die Einhaltung des Rahmens. Gleichzeitig können Sie mit ihr / ihm genauso etwas erleben und klären, wie mit Ihren Mitpatienten.

Wir wünschen Ihnen gutes Gelingen.

Ihr MBT-Team

Die Kombination von Gruppenpsychotherapie und Einzelgesprächen erfordert einige Anpassungen. Die Tiefe und Intensität der Einzelgespräche sollte am Anfang und immer wieder dann flach gehalten werden, wenn die Gruppenarbeit gesichert werden muss. Der Gruppentherapeut ist in den Einzelgesprächen mehr der Sicherheit gebende Begleiter des Gruppengeschehens, der die Impulse des Einzelgesprächs in die Gruppe lenkt und nicht zulässt, dass die Gruppenthemen im Einzelgespräch zu ausgiebig bearbeitet werden.

Bei Erinnerungen an Traumatisierungsdetails, die tatsächlich im Einzelgespräch und nicht in der Gruppe geäußert werden sollen, könnte dies so aussehen:

Gruppen-Bedienungsanleitung für Traumatisierte
„Sie haben mir erzählt, welche Erinnerungen Sie immer wieder mit allen möglichen Details quälen. Und Sie haben mir verständlich gemacht, wie Sie so überwältigt davon sind, dass Sie manchmal gar nicht mehr wissen, wem Sie überhaupt noch vertrauen können. Ich finde, dass die Einzelgespräche diese Woche dafür ein guter Ort waren und ich freue mich auch, dass Sie so gut zwischen Gruppe und Einzelgespräch unterscheiden konnten.
Lassen Sie uns jetzt überlegen, wie Sie Ihr Thema, Vorsicht und Vertrauen gegenüber anderen und Achtsamkeit mit sich selbst, auch in der Gruppe bearbeiten können, ohne die ganzen schrecklichen Details von früher wieder an die Oberfläche bringen zu müssen und dann völlig überfordert zu sein."

Die für die Gruppe wichtigen Essentials sind in der *Tabelle 4* zusammengefasst.

Tab. 4: Checkliste MBT-Gruppenpsychotherapie

Checkliste MBT-Gruppenpsychotherapie	+	~	–
Aufklärung über Rahmen, Prozess, Aufgaben und Rollen			
Freie Interaktion, kaum vorstrukturierter Inhalt und Prozess			
Flexible, z. T. den Prozess regulierende Gruppenleitung, keine Regressionsförderung			
Flexibler Bezug auf Einzelne, Untergruppen oder Gesamtgruppe			
Sicherheit der Einzelnen und des Gesamtgruppenklimas, Zumutbarkeit und Achtsamkeit gesichert, keine überfordernden Stimmungen und Details			
Arbeit im Hier und Jetzt			
Pluralität und ständiger Austausch, keine Einzeltherapie in der Gruppe			
Freude über mentalisierende Gruppenleistungen vermitteln			
Begleitende Einzelgespräche arbeiten der Gruppe zu			

4.8 Umgang mit besonderen Problemen

4.8.1 Notfall- und Krisensituationen

Suizidalität stellt neben Fremdgefährdung für alle Therapien die maximale Herausforderung dar. Bei drohender Selbsttötung haben Interventionen zur Sicherung des Überlebens Vorrang, darin gleicht die MBT allen anderen Behandlungsmethoden.

MBT fokussiert darauf, neben der (drohenden) äußeren Realität des Suizids den Blick für die innere, motivationale Welt zu öffnen. Kriseninterventionsgespräche sollten sich jedoch auf bewusste Inhalte beschränken.

Suizidgedanken, -impulse und Versuche sollten in der MBT bereits im Rahmen regulärer Gespräche so weit verstanden werden, dass im Notfall klar ist, ob sie in Richtung des konkretistischen Ausagierens von Problemen am und mit dem eigenen Körper gehen, ob es um das Ziel der Selbstvernichtung geht oder um einen lebenszugewandten Wunsch, z. B. endlich gehört und gesehen, gefunden oder betrauert zu werden, sich zu rächen, zusammengefasst, sein Leben anders leben zu wollen.

Im Notfallgespräch gibt es dann einen Anknüpfungspunkt, der dem Patienten und dem Krisenbehandler helfen kann, in einen nachdenkenden Zustand zu kommen und ein antisuizidales Bündnis einzugehen. Das ist nicht zu verwechseln mit einem Antisuizidvertrag, der in Zuständen stark eingeschränkter Mentalisierungsfähigkeit von sehr beschränktem Wert ist.

Für die Beurteilung der Gefährdung, der Ressourcen und der notwendigen Interventionen ist es wichtig einzuschätzen, ob sich der Patient im Äquivalenzmodus befindet und über jede Beruhigung und affektive Entlastung dankbar ist oder ob er im Als-ob-Modus verweilt, der mit äußerlicher Ruhe eine täuschende Sicherheit vermitteln kann.

Im letzteren Fall helfen Maßnahmen, die Gefühle wieder mit ins Spiel bringen, um an lebenszugewandte Motivationen heranzukommen.

Selbstverletzendes Verhalten ohne Selbsttötungsabsicht dient in der Regel der Selbstregulation und kann entsprechend exploriert werden.

Hierbei kann es z. B. um Druckentlastung, Spannungsabbau, Selbsthass oder Entlastung von Schuldgefühlen durch Selbstbestrafung gehen, um nur einige von vielen Motiven zu nennen.

Selbstverletzungen sind in der MBT kein Ausschlusskriterium oder Entlassungsgrund, denn sie werden oft in einem nicht mentalisierenden Zustand ausgeführt, in dem Patienten sich nicht an die in bester Absicht geschlossenen Vereinbarungen halten können. Maßstab für die Stabilität des Bündnisses ist der Zustand nach Rückgewinnung des Mentalisierungsvermögens. Ist der Patient motiviert, Selbstschädigungen durch nicht schädliche Formen der Selbstregulation zu ersetzen? Wichtig ist die Nachexploration der ursprünglichen Intention und des Prozesses, wie daraus eine selbstverletzende Handlung wurde.

Wie schon beim Abschnitt über Suizidalität erwähnt, bewährt sich die Exploration selbstverletzenden Verhaltens und seiner Motive bereits zu Beginn der Behandlung im Rahmen der regulären Vorgespräche. Beim Krisengespräch müssen dann nur noch eventuelle Abweichungen erfragt oder nachträgliche Klärung betrieben werden.

Deutungen des Unbewussten sind im Krisengespräch nicht angebracht, denn sie negieren das Äquivalenzerleben des Patienten, dass es nur (s)eine momentane Wahrheit gibt. Besonders Deutungsimpulse über unbewusste aggressive oder autoaggressive Motive oder unbewusste interpersonelle Absichten („Sie will doch nur Aufmerksamkeit erzeugen") sollten zur sofortigen Gegenübertragungsanalyse Anlass geben. Genau zu prüfen ist dann, ob es dem Therapeut vorrangig um Selbstentlastung geht.

Oftmals ist für den Patienten nach der Selbstverletzung eine Entlastung zu verspüren, sodass der Bedarf an beschützenden Maßnahmen häufig nicht mit dem bei weiter bestehender Suizidalität vergleichbar ist. Nach einer Selbstverletzung kann der Als-ob-Zustand Schutz bieten vor einer überfordernden inneren Realität, deshalb sind bei nach der Aktion entlasteten Patienten Interventionen kontraindiziert, die auf Integration abgespaltener psychischer Erlebnisinhalte zielen.

Bei Gewalt oder Gewaltandrohung durch den Patienten gilt noch mehr als bei Selbstschädigungen, dass neben dem unbedingten Schutz des Opfers und des Therapierahmens die Frage nach der Innenwelt des Patienten nicht ausgeklammert werden darf. Anders kommt die Therapie dem Ziel nicht näher, blindes Handeln durch vorausschauendes Denken zu ersetzen.

Auch die unausweichlichen polizeilichen und juristischen Konsequenzen sollten mit dem inneren Erleben in Verbindung gebracht werden. So kann – ohne dass dies vom MBT-Therapeuten deutend ausgesprochen wird – bei mancher Fremdaggression eine unbewusste Suche nach Grenzsetzung im Spiel sein oder Gewalt gegen ein externalisiertes fremdes Selbst.

Kontraindiziert sind jedoch in der MBT Deutungen solcher unbewusster innerpsychischer Motive und Prozesse. Stattdessen steht im Vordergrund, der Person in Not ein deeskalierendes mentalisierungsförderndes Gegenüber zu sein.

Deshalb geht es im Krisengespräch vordringlich um die Entspannung der Lage und den Stopp jeder weiteren Eskalation, sodass nach etwas Beruhigung im Rahmen des regulären oder – bei sofortiger Entlassungsnotwendigkeit – eines Nachgesprächs wieder mehr Mentalisieren möglich ist.

Abbruchgedanken sind ernst zu nehmen und bieten eine wichtige Chance, die psychotherapeutische Arbeit (selbst-) kritisch zu vertiefen.

Voraussetzung für die therapeutische Nutzung von Abbruchgedanken ist ein mentalisierender Umgang mit dem manchmal konkretistisch als Beendigung verpackten Anliegen, an der Therapie etwas zu verändern. Oder ein panikartiger Fluchtimpuls weist auf den Äquivalenzmodus hin, der oft mit etwas Zeit entschärft werden kann.

Zur Entspannung der Situation trägt oft die Bereitschaft des Therapeuten bei, seinen Patienten tatsächlich gehen zu lassen, aber sich vorher auf dessen Argumentation probeweise einzulassen, dessen Sichtweise zu validieren und dennoch deutlich für die Fortsetzung zu plädieren. Häufig entspinnen sich dann interessante und weiterführende Gespräche über zum Teil übertragungsbedingte, in jedem Fall jedoch für den weiteren Therapieprozess wichtige Kritikpunkte des Patienten.

Wenn im Krisengespräch dieser Zuwachs an offenem Austausch gelingt, kann meistens ein Entwicklungsschritt von einer teleologischen zu einer intentionalen Sichtweise gelingen. Dann kann vom Krisengespräch aus auf den nächsten regulären Termin verwiesen werden, weil der Patient wieder mehr Hoffnung hat, mit seinem Anliegen gehört zu werden.

Krisen- u. Notfallinterventionen sind zu unterscheiden von regulären Terminen, die im dafür vorgesehenen Rahmen stattfinden. Solche klaren Unterscheidungen helfen Patienten, aus dem Äquivalenzmodus herauszukommen, in dem sie sich oftmals in einem Krisenzustand befinden.

MBT-Krisengespräche beinhalten die Fokussierung auf kurzfristige Gefährdungen oder Verschlechterungen des klinischen Zustands im Gegensatz zur Arbeit an den langfristigen Veränderungszielen. Beim Ziel der Verringerung der Häufigkeit und Schwere von Krisen gibt es Überlappungen. Krisengespräche halten sich an diese Fokussierung.

In der Vorbereitungs- und Anfangsphase einer MBT wird eine ausführliche Krisenanamnese erhoben und ein Krisenplan erstellt. Dieser wird bei Bedarf im Behandlungsverlauf angepasst.

Kriseninterventionen halten sich bis auf extreme Ausnahmen an den bereits mit dem Patienten in den regulären Gesprächen erarbeiteten Krisenplan. Er steht im Einklang mit allen mit dem zuständigen Team getroffenen Vereinbarungen über Behandlungsziele, Sicherungs- und Stabilisierungsmaßnahmen, inklusive Bedarfsmedikation und die Verantwortlichkeiten für Entscheidungen. Diese Konstanz bringt die Vertrautheit der regulären Behandlung in die Krisensituation herein. Der Patient muss z. B. gegenüber einem ihm unbekannten Mitarbeiter im Nachtdienst nicht völlig neu beginnen, um Sicherheit zu ringen.

Krisen- u. Notfallinterventionen dienen nur der kurzfristigen Stabilisierung bis zur Zuständigkeit und Bearbeitung in den regulären Angeboten. Inhaltlich geht es um Entängstigung und Beruhigung durch empathisches Aufgreifen der momentanen Bedürfnisse, um Einschätzung der Gefährdung und um Orientierung an den besprochenen Behandlungsvereinbarungen.

Empathie kann innerhalb der Krisenintervention auch mit nüchterner Sachlichkeit oder mit einer klaren, entschieden grenzsetzenden Konsequenz verbunden sein, wenn die Situation es erfordert und eine Aktivierung des Bindungssystems kontraindiziert ist.

Tiefer gehende Gespräche sind kontraindiziert, selbst wenn sich dafür günstige außerplanmäßige Gelegenheiten bieten oder der Patient darauf drängt. Keinesfalls sollte im Kriseninterventionsgespräch über den unmittelbaren Krisenanlass hinaus Konflikthaftes oder Traumatisches vertieft exploriert und bearbeitet werden, denn dadurch ist weniger die Entlastung als der erneute Rückfall in den Äquivalenzmodus wahrscheinlich. Stattdessen sollte auf die festen Termine im sicheren Rahmen verwiesen werden.

Ein guter Anhalt für die Wirkung einer Krisenintervention ist die Zunahme an Mentalisierungsfähigkeit, und zwar so weit, dass die Wahrnehmung der Realität eine Stufe angemessener wird, z. B. vom Äquivalenzmodus zum Als-ob-Modus oder vom Als-ob-Modus zum reflektierenden übergeht. Beispiele hierfür sind, wenn ein Patient aus aufgelöster Panik und Flashbackerleben zu innerer Distanzierung kommt oder wenn eine dissoziativ bedingte innere Starre und Unlebendigkeit wieder dem Gefühl von Vitalität weicht.

Der Zeitrahmen für ein Krisengespräch sollte in der Regel zehn bis 20 Minuten nicht überschreiten und mit einem Hinweis auf den nächsten regulären Termin und die Informationsweitergabe enden.

Was bei außerplanmäßigen Kriseninterventionen zu beachten ist, zeigt *Tabelle 5* in zusammengefasster Form auf.

Tab. 5: Checkliste MBT-Krisengespräche

Checkliste MBT-Krisengespräche	+	~	–
Krisengespräche in Gesamtbehandlungsplan integriert			
Notfallstrategien mit Patient vorbesprochen			
Aufklärung über vereinbarten inhaltlichen und zeitlichen Rahmen und Übergabe an den Bezugstherapeuten			
Notfallgespräch inhaltlich auf Auslöser, Notfall und Überleitung in reguläre Gespräche beschränkt			
Krisengespräch einfach, verständlich und kurz			
Keine tiefen Explorationen oder Anamneseaktivitäten im Krisengespräch			
Informationsfluss zu regulärem Behandler gesichert			
Bezugstherapeut integriert Notfallvorkommnis ins reguläre Gespräch			

4.8.2 Suchtverhalten

Süchtige Patienten zeigen einige Besonderheiten, sodass inzwischen eigene MBT-Konzepte für die Behandlung komorbider Betroffener entwickelt worden sind (*siehe Kap. 6*, Weiterentwicklungen).

Der Gebrauch von Suchtmitteln vermindert kurz-, aber auch mittel- und langfristig die Mentalisierungsfähigkeit. Beruhigungs-, anxiolytische, halluzinatorische oder Aufputscheffekte sind mit toxisch bedingten Einschränkungen kognitiver, emotionaler und regulatorischer Fähigkeiten verbunden.

Auch die je nach Suchtmittel psychisch oder physisch fixierte Abhängigkeit von der konkreten Verfügbarkeit einer Substanz behindert das Mentalisieren massiv. So wie im Äquivalenzmodus die unmittelbar verfügbare beruhigende Bezugsperson gebraucht wird und alles andere dagegen verblasst, benötigt der Süchtige um jeden Preis die regulierende Substanz. Das ist auch übertragbar auf nicht stoffgebundene Süchte.

Deshalb ist die Entscheidung eines Patienten für die Weiterführung eines Suchtverhaltens nur vorübergehend mit einer auf Zuwachs an Mentalisierungsfähigkeit ausgerichteten Behandlung vereinbar. Auch sollten für eine auf Mentalisierungszuwachs fokussierende Behandlung keine Entzugserscheinungen und hirnorganischen Beeinträchtigungen mehr vorliegen, bzw. eine Suchtbehandlung vor- oder zwischengeschaltet werden.

Rückfälle sollten behandelt werden, wie andere Einbrüche in der Mentalisierungsfähigkeit auch. Entscheidend ist die erkennbare und nachhaltige Absicht, an der Reduktion der Probleme zu arbeiten.

Im Suchtbereich muss erfahrungsgemäß besonders auf Als-ob-Tendenzen geachtet werden, um nicht die Motivation und die Möglichkeiten des Patienten zu überschätzen. Manche Patientenkarrieren sind mit einem beträchtlichen Zuwachs an Therapie- und Selbsthilfewortschatz verbunden, der dauerhaft eine wichtige Kompensationsfunktion einnimmt, jedoch auch das Mentalisieren spontaner Affekte und Bedürfnisse verhindern kann.

4.8.3 Pairing

Partnerschaftliche und sexuelle Wünsche sowie solche nach enger Freundschaft gehören zum Leben, sie sind entsprechend häufig Gegenstand von Therapie. Dahinter können sich aber auch andere selbstregulative Motivationen oder psychosoziale Kompromissbildungen verbergen, wie der Ausstieg aus den anstrengenden Themen der Therapie hinein in einen nach außen abgeschotteten Traum zu zweit.

Psychotherapie dient der Klärung und Differenzierung dieser Motive und der Stärkung gesunder Beziehungsgestaltung. Schon für neurotisch strukturierte Patienten stellt die therapeutische Ich-Spaltung, das gleichzeitige Erleben und therapeutische Reflektieren und Bearbeiten eines Problems, eine große Herausforderung dar. Für strukturell beeinträchtigte Patienten gilt dies umso mehr, sodass das Ausleben einer Beziehung mit einem Mitpatienten und das gleichzeitige gemeinsame und halböffentliche Reflektieren darüber oft eine Überforderung darstellt.

> Wenn die Aufmerksamkeit und die Anstrengungen eingeengt auf das konkrete Ausleben einer Beziehung gerichtet sind und sich die Beteiligten im Sinne einer Selbstobjektfunktion auf diese Zweisamkeitserfahrung angewiesen fühlen, dann ist die Mentalisierungsfähigkeit der Protagonisten eingeschränkt, und die Motive und Ängste sind nicht mehr therapeutisch zu erforschen. Tabuzonen sind geschaffen, die sowohl das Paar als auch die sich in Loyalitätskonflikten befindlichen Mitpatienten am offenen Austausch hindern.

Mentalisieren lebt aber vom offenen Austausch der Sichtweisen und Hintergründe. In der MBT sind deshalb Beziehungen unter Mitpatienten dezidiert unerwünscht (Bateman / Fonagy 2004). Eine Möglichkeit der Auflösung ist die Therapiebeendigung mit dem Angebot, in einem gewissen zeitlichen Abstand – und nicht zeitgleich – die Behandlung fortzusetzen. Leben die zwei Patienten ihr Interesse aneinander nicht aus oder geht es nicht um Mitpatienten, sondern sucht ein Patient während der Behandlung eine Beziehung außerhalb des Therapiekontexts, dann sehen die Chancen für therapeutische Arbeit daran viel besser aus.

4.8.4 Umgang mit Traumafolgen

Traumafolgen und der Umgang mit ihnen werden in Deutschland schon seit 20 Jahren intensiv und leidenschaftlich diskutiert. Als Ergänzung zu den englischsprachigen Veröffentlichungen über MBT stellt dieses Buch einige Verbindungen zu der im deutschsprachigen Bereich geführten theoretischen Diskussion und der Anwendung spezieller traumatherapeutischer Methoden her.

Zu den Folgen von Traumata in der Kindheit und Jugend persönlichkeitsgestörter Patienten zählen zum einen die typischen Symptome einer Posttraumatischen Belastungsstörung, wie ängstliche Vermeidung mit Generalisierungstendenz, Hypervigilanz mit Schreckhaftigkeit und Schlafstörungen sowie Intrusionen mit Flashbacks, Albträumen und Pseudohalluzinationen. Hinzu kommen die körperlichen Begleiterscheinungen von extremem Stress und eventuell noch Derealisation oder Depersonalisation.

Zum anderen können sich nach physischen oder sexuellen Traumatisierungen, besonders wenn sie von nahen Bezugspersonen verübt wurden, tief greifende Einbrüche in die Vertrauensfähigkeit, das Selbstwertgefühl und die Selbstwirksamkeit entwickeln. Sie äußern sich in verschiedensten Ausprägungen von Depressionen, Angst- und psychosomatischen Störungen.

MBT stärkt das nötige Augenmerk auf die sichere Bindung innerhalb der therapeutischen Beziehung und fördert die Fähigkeit Traumatisierter, sich auf Bindung – und damit auch auf therapeutische Einflüsse – einzulassen.

Auf dieser Grundlage gibt es innerhalb der MBT große methodische Spielräume für die Integration spezieller traumatherapeutischer Interventionen.

Weil MBT die Methodenauswahl, die spezielle Interventionstechnik und die affektive Intensität an den Grad der Mentalisierungsfähigkeit des Patienten anpasst, gelingt ein guter Brückenschlag zu traumatherapeutischen Grundprinzipien: Neben allen gezielten Maßnahmen, um Traumafolgen zu bearbeiten, geht es zentral um die Verhinderung von emotionalen und kognitiven Überforderungen durch unkontrollierte Überflutung mit entsprechenden Inhalten und Affekten. Anders gesagt verzichtet MBT auf Maßnahmen, die iatrogen den Äquivalenzmodus forcieren.

Die explizite oder implizite Erarbeitung von Stabilisierungsstrategien in der MBT bringt traumatisierte Patienten aus einem hohen Stressniveau bzw. dem Äquivalenzmodus heraus, in welchem sie keinen Anschluss mehr an ihre kognitiven und emotionalen Ressourcen finden. Der Als-ob-Modus kann in Form einer schützenden Dissoziation oder Verdrängung hilfreich sein.

Eine Verarbeitung traumatischer Ereignisse benötigt eine sichere Basis in der therapeutischen Beziehung, deshalb wird in der MBT bei Schwierigkeiten immer wieder zu stabilen Grundlagen des Erlebens zurückgegangen und von dort aus das Schwierige erkundet.

MBT vermeidet das forcierte, über den spontanen Verlauf hinaus gehende Erinnern und Reaktivieren früherer traumatischer Erfahrungen in der Übertragung.

Beim Umgang mit Traumaerinnerungen beachtet die MBT besonders die optimale affektive Intensität, die den Patienten beim Bericht über Vergangenes nicht überfordern darf. Ein Sog hinein in das unkontrollierte und nicht mentalisierende Berichten von Traumadetails wird ebenso gestoppt wie das gegenseitige Erzählen von entsprechenden Einzelheiten unter Mitpatienten. Stattdessen wird der Umgang mit Intrusionen, Flashbacks und mit Erinnerungen an Traumadetails individuell besprochen und das Arbeitsklima auf der Station entschieden vor überfordernden Stimmungen geschützt. Dies ähnelt dem Vorgehen vieler sich explizit traumatherapeutisch definierender Konzepte.

Die Methodenauswahl erfolgt zielorientiert auf dem Boden einer kohärenten Grundhaltung und Zielsetzung. Im Rahmen der MBT ist daher die Anwendung verschiedenster traumatherapeutischer Techniken wie z. B. der Einsatz imaginativer Stabilisierungstechniken, von Eye Movement Desensitization and Reprocessing (EMDR) oder von Screentechniken gut möglich.

MBT versteht sich nicht als explizite Traumatherapie, passt aber gut zu den Behandlungsbedürfnissen komplex traumatisierter Menschen.

Zwar spielen schwere Traumatisierungserlebnisse bei der Wahl der Vorgehensweise eine wichtige, methodenbestimmende Rolle. Dennoch geht es bei der MBT darum, sich nicht im Vorfeld auf ein bestimmtes Erkrankungsverständnis festzulegen, sondern den Patienten in der Entwicklung einer eigenen Identität zu begleiten. Der MBT-Therapeut vermittelt also Zusammenhänge in Stressphysiologie, Entwicklungspsychologie und Übertragung und ist zugleich neugierig und nichtwissend bezogen auf die Subjektivität seines Patienten.

Traumaerinnerungen sind aus dem Blickwinkel des Mentalisierungskonzepts zunächst einmal mögliche Trigger für Mentalisierungsstörungen, in weiter fortgeschrittenen Therapien aber vor allem als Quelle identitätsstiftender Erklärungen für das gegenwärtige Erleben wichtig.

Traumatisch bedingte Intrusionen behindern massiv die Fähigkeit zum differenzierten Denken und Fühlen oder setzen die Gegenwart in einen sinnhaften Kontext von prägenden Einflüssen der Vergangenheit. Bei schwer traumatisierten Menschen ist dieser Stellenwert der Vergangenheit verändert: Das Früher verschmilzt im Erleben mit dem Jetzt, die Fantasie mit der Realität, die Schuld des Täters mit dem eigenen Schuldgefühl, die eigenen Wünsche und Bedürfnisse mit dem fremden Selbst, bzw. es zeigt sich, in etwas anderer Terminologie gesagt, ein malignes, traumatisches Introjekt, Ängste werden generalisiert.

Ansatzpunkt der MBT für die Bearbeitung dieser Problematik ist das Hier und Jetzt. Von hier aus erfolgt ein orientierender und, wo angebracht, relativierender Rückblick.

Statt das Wiedererleben der Vergangenheit zu forcieren, werden thematisch ähnliche, aber von der Intensität her nicht so heftig überfordernde Konstellationen im Hier und Jetzt benutzt, um die übergeordneten Beziehungs- und Lebensthemen sowie Bedürfnisse zu benennen und zu bearbeiten. MBT achtet innerhalb dieser Fokussierung auf die Gegenwart auf vorsprachliche Einflüsse des prozeduralen (Trauma-) Gedächtnisses, also auf traumatische Reinszenierungen, Körpersensationen oder Mimik und Gestik. Auf der Basis gelingender Vertrauensbildung wird an der Versprachlichung gearbeitet.

Wenn traumatische Intrusionen das Erleben dominieren, dann gilt in der MBT dasselbe wie bei anderen, nicht traumatischen Inhalten auch: Die sichere Beziehungsbasis und die Sicherstellung oder Wiederherstellung des mentalisierenden Prozesses kommt vor der Inhaltsebene, vor dem Nachfragen nach oder Zulassen von weiteren inhaltlichen Details.

In der MBT ist nicht das Rekonstruieren der traumatischen Vergangenheit die zentrale verändernde Erfahrung, sondern die Tatsache, sich anvertrauen zu können in einer Halt gebenden Beziehung.

Traumatisierten vermittelt MBT die korrigierende Beziehungserfahrung, eine hilfreiche Begleitung zu erfahren, die sich um eine Eindämmung des unerträglichen Erlebens, um das Verständnis der aktuellen Bedürfnisse des Patienten und um die Wiederherstellung seiner Mentalisierungsfähigkeit kümmert, ohne ihn in seiner Autonomie und Eigenverantwortung einzuschränken.

MBT bremst, wenn Patienten, die im Äquivalenzmodus sind, erwarten, dass auch Therapeuten sich so weit anstecken lassen, dass sie die traumatisch bedingten Ängste behandeln, als wären sie äußere Realität. Ganze Teams können andernfalls in eine panische Suche nach für Patienten potenzielle Retraumatisierungen geraten und die eigene Mentalisierungsfähigkeit verlieren.

4.8.5 Als-ob-Modus und Pseudomentalisieren

Pseudomentalisieren
Es gibt Patienten, die in der Verhaltenstherapie lernen, sich lerntheoretisch auszudrücken, beim Psychoanalytiker objektbeziehungspsychologisch oder bildhaft–assoziativ und beim Gesprächstherapeuten super-authentisch-empathisch zu reden. Beim auf dissoziative Identitätsstörung spezialisierten Traumatherapeuten beginnen sie mit einer „Wir-Sprache", obwohl sie keinesfalls eine ausgeprägte entsprechende Störung haben, und schließlich belesen sie sich im Internet über ADHS und glauben, alle vorherigen Therapeuten hätten immer schon falsch gelegen, nur die jetzige Coaching-Expertin und ein Psychostimulans garantierten die Rettung.

Schwierig sind diese Konstellationen deshalb, weil sie erst nach geraumer Zeit erkannt werden, wenn dem Therapeuten dämmert, dass sein „vorbildlicher" Patient keine Fortschritte macht. Jede therapeutische Äußerung kann vom Patienten für seine Anpassung benutzt werden, während der Therapeut nur schwer aus der Rolle herauskommt, dem Patienten Richtung und Sicherheit zu verschaffen, statt dass dieser sie selber entwickelt. Dann gerät der Patient hoffentlich an einen wenig idealsierungsanfälligen Therapeuten, der nicht allzu gekränkt den Auftrag annimmt, seine Methode anzupassen.

Die Gefahr einer unergiebigen Pseudotherapie ist besonders groß, wenn beim Patienten die Notwendigkeit von Widerstand und sein Bedürfnis nach konkreter Verfügbarkeit eines beschützenden und dauerhaft begleitenden Objekts unterschätzt werden, und wenn die Explorations- und Mentalisierungsfähigkeit überschätzt wird.

Die englischsprachigen Veröffentlichungen über MBT schlagen beim Psychologisieren im Als-ob-Modus und beim Pseudomentalisieren den Wechsel von Innen- und Außensicht oder eine unerwartete Herausforderung mit Hilfe des Gegenübers vor. Dies bedeutet letztlich die Konfrontation von außen mit der Dysfunktionalität des sich stets wiederholenden dysfunktionalen Anpassungsvorgangs. Solche Kritik kann eventuell einen solchen Automatismus kurzfristig bremsen und damit einen eventuell zugänglichen Moment in der Therapie erzeugen.

Es besteht jedoch die Gefahr, dass einige Betroffene wahrscheinlich versuchen würden, sich noch besser anzupassen. Denn sie kämen noch mehr in Bedrängnis, als sie es sowieso schon sind, haben sie sich doch schon so viel Mühe gegeben, Therapie zu machen, wie man sie von ihnen erwartet, und wieder ist es nicht richtig.

Therapeuten, die mit der Anpassung des Patienten konfrontativ umgehen wollen, sollten für sich überprüfen, inwieweit die eigene Ohnmacht und Ungeduld oder ihre eigene Latenz die Interventionen prägt und latente Ablehnung transportiert. Mitpatienten mit einer solchen Latenz müssten angehalten werden, dasselbe zu tun.

Wenn diese Anpassungstendenz bereits vor dem Einsetzen einer größeren Verärgerung untersucht werden kann, wie jedes andere Thema auch, dann können Patienten allmählich mehr Vertrauen fassen und spontaner werden.

Eine andere Möglichkeit ist es, auf spontane Gesten zu reagieren, die Patienten jenseits von Anpassungsstrategien zeigen. Wenn diese manchmal lästigen bis ärgerlichen Verhaltensweisen mindestens ebenso interessiert bemerkt und untersucht werden, wie die vorher genannten Probleme, dann lernen Patienten, dass ihre langsam keimende eigene Spontanität in dieser Therapie wachsen darf.

4.9 Körperliche Aspekte von Mentalisierungsstörung

Die Mentalisierungsfähigkeit ist abhängig vom körperlichen Zustand. Denn das Gehirn muss genügend Glukose, Eiweiß und Flüssigkeit bekommen, darf nicht intoxikiert, nicht von Stresshormonen überflutet oder von Schmerz überwältigt sein.

Der übrige Körper muss existenzielle Bedürfnisse umsetzen können, damit ein Gefühl und schließlich eine Repräsentanz für ein handelndes und wirksames Selbst entstehen kann.

Menschen, die keine gute Fähigkeit zur Selbstfürsorge oder gar einen ausgeprägten Selbsthass an den Tag legen, gestalten manchmal auch den Umgang mit ihren basalen körperlichen Bedürfnissen so, dass jede Veränderung dadurch massiv behindert wird: Das Fehlen von Nahrungs- und Flüssigkeitszufuhr, Bewegung, Hygiene, guter körperärztlicher Behandlung oder andere Defizite untergraben das Mentalisierungsvermögen.

Verhaltensweisen, welche die Gehirnfunktion schädigen, behindern dadurch auch die Repräsentanzenbildung und das Lernen neuer Fähigkeiten. Bei Essstörungen wird das besonders deutlich (Bolm / Herzog 2004).

In der MBT, welche die Integration von innerer und äußerer Realität befördert, werden entsprechend die psychischen um die körperlichen Aspekte einer Erkrankung ergänzt.

Wird der Fokus der Therapie bei vorhandenen körperlichen Symptomen zu einseitig auf die psychische oder Beziehungsebene gerichtet, so empfiehlt sich eine Reflexion, warum Körperliches gerade ausgeblendet wird. Bleibt der Blick beim Körper, so ist eine Ergänzung – kein Ersatz – durch den psychischen und Beziehungsaspekt der Erkrankung angebracht.

Wie überlebenswichtig dies sein kann, zeigen die folgenden kurzen Überlegungen zur Behandlung einer Essstörung:

Noch ein Beispiel für Pseudomentalisieren
Eine Anorexie-Patientin veranstaltet eine Pseudotherapie, weil sie an ihrem Selbstbewusstsein arbeiten will, aber ihre körperliche Schwäche, ihr Untergewicht und ihr Hungern aus der Arbeit ausblendet.
Andererseits ist mit dem Zunehmen allein noch wenig für eine nachhaltig gute Langzeitprognose getan, weil das Realitätserleben von ihr weiterhin teleologisch interpretiert wird.

Patienten mit Mentalisierungsstörungen sind häufig auf konkretistische Ausdrucksformen in Form körperlicher Beschwerden oder Symptome angewiesen. Der Körper dient als Projektions- oder Inszenierungsplattform, z.B. zur Externalisierung des fremden Selbst durch Projektion auf den eigenen Körper oder das Essen. Bei gestörter Mentalisierung kann die eigene Affektregulation so wenig leisten, dass körperliche Stressäquivalente das Erleben der Realität prägen.

Körpersymptome können bei manchem Menschen mit Mentalisierungsstörungen auch die Brücke zum Sicherheit gebenden Objekt sein. Erst wenn er Körperbeschwerden präsentiert, glaubt er, von der Familie oder seinem Arzt Hilfe zu bekommen.

Merkt solch ein Patient in einer Therapie, dass sein Gegenüber vor allem auf nichtsomatische Themen anspricht, so passt er seine Beiträge unbewusst an. Das funktioniert zumindest so lange, wie er damit die unmittelbare Verfügbarkeit des anderen verbessern kann. Verlustangst bringt dann wieder die körperlichen Klagen ans Licht.

Ein Patient mit chronischer Schmerzsymptomatik stellt sich für die Dauer des stationären Aufenthaltes auf familiäre Beziehungsthemen ein, bearbeitet sie „brav“ und erfährt auch eine gewisse Symptomentlastung.
Aber kurz vor seiner Entlassung kann er sich angesichts seiner plötzlich erneut auftretenden Beschwerden nicht vorstellen, in seinem Alltag wieder einfache Tätigkeiten auszuüben. Er müsse weiterhin von seiner Familie rundum versorgt werden.

Die Mentalisierung psychosomatischer Probleme bedeutet die gleichzeitige Präsenz des Körperlichen und des Seelischen sowie das Wechseln der Perspektiven. Die Integration von Körper und Seele fängt im Kopf des Therapeuten an. Einseitigkeiten können auf den Einbruch der Mentalisierung beim Therapeuten hinweisen:

Mentalisierungsstörung bei der Behandlerin
Eine Ärztin verfällt aus Ratlosigkeit in denselben körperlich fixierten teleologischen Modus wie ihr Patient, beginnt, einer absurden pseudowissenschaftlichen körpermedizinischen Theorie zu folgen, empfiehlt entsprechende teure und unnötige Extradiagnostik und obskure Behandlungen und blendet die Motive und Bedeutung dieser Inszenierung aus.

Ein anderes Beispiel verdeutlicht die gegenteilige Tendenz:

Einengung eines Behandlers
Ein Psychologe stürzt sich auf von außen offensichtlich erscheinende Paarkonflikte und versucht, seiner Kopfschmerz-Patientin detektivisch nachzuweisen, dass sie Eheprobleme habe, worauf sie ihn mit allen Mitteln der medizinischen Inkompetenz überführen will.

Es hat sich bewährt, psychosomatischen Patienten unter Sicherung der therapeutischen Beziehung eine neugierige und validierende Rückmeldung bezüglich seiner Körperwahrnehmung zur Verfügung zu stellen und nicht zu Beginn bereits hohe Ansprüche an die Mentalisierungsfähigkeit zu stellen. Erst diese Sicherheit eröffnet Räume für die Integration der körperlichen und psychosozialen Aspekte.

Validieren eines eingeengten Patienten
„Jetzt verstehe ich, warum unser Gespräch am Anfang so schwierig verlief: Weil es in Ihrer Brust immer wieder solche Stiche gibt, konnten Sie den Kardiologen nicht glauben, dass Ihr Herz gesund ist. Immer wieder wurden Sie weggeschickt, und schließlich sitzen Sie als „Psychofall“ bei mir.
Nun, ich glaube nicht, dass Sie sich Ihre Beschwerden einbilden. Wäre ich an Ihrer Stelle, dann hätte ich es am Anfang auch nicht leicht, umzudenken und mich einem Psychosomatiker anzuvertrauen.
Wir können uns hier einen Überblick über Ihre bisherigen Untersuchungen und Behandlungen verschaffen und ein paar Umstände miteinander untersuchen, die Sie in Zusammenhang mit Ihren Brustschmerzen bisher noch nicht angeschaut haben. Einverstanden?“

4.10 Wie gut müssen Therapeuten mentalisieren können?

Auch für Therapeuten gilt, dass sie in der Therapie mit existenziellen Themen, Stimmungen und Situationen konfrontiert werden, die ihre Mentalisierungsfähigkeit auf eine harte Probe stellen. Die Frage nach der Mentalisierungsähigkeit berührt direkt ihre Persönlichkeit und fachliche Qualifikation. Denn keiner ist in der Therapie mit strukturell schwer beeinträchtigten Patienten davor gefeit, seine Mentalisierungsfähigkeit zumindest zeitweise oder partiell zu verlieren. Erfahrene Behandler wissen das.

Supervision und Intervision sowie eine gute theoretische und konzeptuelle Verankerung sind notwendige und in der MBT dazugehörige Werkzeuge, Haltegriffe gewissermaßen, um Einbrüche beim Mentalisieren zu verkraften und zu überwinden.

Wichtig für die Wiederaufrichtung der Mentalisierungsfähigkeit ist die eigene Toleranz für einen zeitweisen Mentalisierungsverlust. Die Erkenntnis, auch selbst hin und wieder davon betroffen zu sein, sollte nicht zu so viel Stress und Über-Ich-Druck führen, dass der Rückweg zum reflektierenden Modus verbaut ist. Dafür ist die Fähigkeit zur Anerkennung eigener Fehler und Irrtümer Voraussetzung.

Bei Neigung zur Überidentifikation mit der Sichtweise des Patienten kommen Behandler schnell in den Modus der Äquivalenz. Überwiegen Gegenübertragungswiderstand und andere Abwehrnotwendigkeiten, so bleiben Therapeuten im Als-ob-Modus. Bei starker innerer Verwicklungsbereitschaft angesichts selbst- oder fremdgefährdenden Patientenverhaltens müssen Therapeuten darauf achten, nicht nur noch teleologisch von der verübten oder befürchteten Tat aus zu interpretieren, sondern sich Spielraum offen zu halten für den Blick auf die dahinterliegenden Motive und Einflüsse.

Wenn Behandler sich ihrer selbst sicher und in ihrer erlernten Methode zu Hause fühlen, dann wächst die Chance, dass sie die Grenzen der eigenen Methode und die Vorteile anderer Ansätze anerkennen. Jedoch müssen manche Menschen besonders gegensteuern, um sich in schwierigen Situationen nicht auf rigide, nicht mehr mentalisierende Positionen zurückzuziehen Dies gilt ebenso für Therapeuten. Diese müssen sich mehr als andere darum bemühen, dass ihnen die Offenheit und Toleranz für Pluralität nicht verloren geht, damit sie Patienten, Kollegen oder konkurrierende Therapieansätze, welche die eigene Position zu sehr herausfordern, tolerieren, respektieren und wertschätzen können.

Gut über sich und die eigenen Grenzen der Mentalisierungsfähigkeit Bescheid zu wissen, ist daher unumgänglich für MBT-Therapeuten.

Stabilisierend im mentalisierungsförderlichen Sinne ist auch die Fähigkeit, sich ein Halt gebendes Netzwerk von Freunden und / oder Familie aufzubauen und zu erhalten. Es kann sowohl eine sichere Basis als auch herausfordernde Meinungsvielfalt und Korrektur durch die Sichtweise von therapiefernen Personen darstellen.

4.11 Mentalisieren in Teams und Organisationen

Die Mentalisierungsfähigkeit von Behandlern steht in Wechselwirkung mit ihrer beruflichen Umgebung (Döring 2013). Eine große Rolle spielt dabei die Art und Weise, wie in einer Organisation mit den Polaritäten Sicherheit und Flexibilität sowie Individualität und Bindung umgegangen wird. Erleben Therapeuten ihre Umgebung als sicher und mentalisierungsfreundlich, so erhöht sich ihre eigene Kapazität zum Mentalisieren. Vermittelt die Umgebung dagegen offen oder verdeckt ein totalitäres, strafendes, abschottendes, gleichgültiges oder willkürliches Klima, so leidet die Mentalisierungsfähigkeit von Therapeuten. Das begrenzt die Kapazität für mentalisierungsfördernde Behandlungen.

Für Teamprozesse gilt, was in diesem Buch allgemein über Mentalisieren und im Besonderen über Mentalisieren in Gruppen beschrieben wurde:

Teams können am kreativsten sein, wenn sie gefordert sind, ohne sich völlig überfordert zu fühlen und den offenen und fortgesetzten Austausch verschiedener Perspektiven pflegen.

Wichtig ist es, unter sicheren Rahmenbedingungen arbeiten, bzw. unter unsicheren äußeren Bedingungen zumindest gemeinsame Ziele oder eine verbindende Teamkultur vertreten.

Kreative Teams kämpfen tendenziell nicht um „objektiv richtige“ Sichtweise, sondern um die Offenheit für Vielfältigkeit und Komplexität der Realität. Sie würdigen die äußere und innere Realität der Patienten gleichermaßen. Sie sind mit Herz und Verstand bei der Arbeit, schätzen die individuellen Sichtweisen, Fähigkeiten, Funktionen und Positionen jedes

Teammitglieds, freuen sich über eine gelungene Gruppenleistung und können dafür Anerkennung annehmen.

In Organisationen, in denen strukturelle und/oder kulturelle institutionelle Sicherheit gelebt wird, kann auch Wertschätzung für Nichtwissen, Neugier auf und Staunen über Verschiedenheit entstehen. Im Behandlungssystem vermittelt sich Offenheit für Exploration und Reflexion in der Patientenarbeit und im Umgang der Teammitglieder untereinander. Die Suche nach eigenen (Mentalisierungs-) Fehlern wird mehr sportlich und humorvoll betrieben statt mit der ständigen Angst vor Blamagen und Strafe. Die gemeinsame Fähigkeit zum Spielen mit der Realität steht auf realem institutionellen Boden. Supervision sollte dies berücksichtigen und fördern.

Behandler, die keinen institutionellen Halt haben, die mit Chaos oder mit einer Fülle entweder unausgesprochener, willkürlich veränderbarer oder nicht zusammenpassender Regelungen zu tun haben, verlieren ihre Orientierung in der Organisation. Zumindest erfordert deren Aufrechterhaltung und die stetige Differenzierung von Realität und Fantasie sehr viel Kraft.

Manche Mitarbeiter versuchen dann, sich Pseudosicherheiten zu verschaffen. So neigen Teams in unstrukturierter, rahmenarmer Umgebung oder mit unklarer, nicht tragender Leitungsstruktur dazu, sehr viel Sicherheit und Klarheit von ihren Patienten als Vorleistung zu verlangen. Sie finden einen Sündenbock und stoßen eventuell strukturell beeinträchtigte Kranke mit pseudotherapeutischen Begründungen aus.

Andere latent instabile Teams suchen sich vielleicht Kompensation versprechende Behandlungskonzepte heraus, die kaum Toleranz für Nichtwissen, Unsicherheit und Irrtum aber auch Andersdenken vermitteln. Was und wer nicht zum Konzept passt, wird ebenfalls ausgestoßen.

Sehr viel mehr am Mentalisieren orientiert ist die Haltung, sich durch die herausfordernde Realität berühren zu lassen. Das hat zwei mögliche Konsequenzen:

- Die Konzepte und eingesetzten Ressourcen müssen sich den Aufgaben, also den Bedürfnissen der schwerkranken Patienten, anpassen.
- Die eigenen institutionellen Machbarkeitsgrenzen werden angeschaut und akzeptiert. Dann empfiehlt sich entweder eine frühzeitige Weiterleitung strukturell beeinträchtigter Patienten in kompetente Spezialeinrichtungen oder die bewusste Übernahme der Verantwortung, die Behandlung unter den gegebenen suboptimalen Bedingungen dennoch zu versuchen.

Bisher wurde der Einfluss der Organisation auf die Mentalisierungsfähigkeit des Therapeuten betrachtet. Doch auch mentalisierende Behandler bzw. das MBT-Team haben Einfluss auf eine Organisation: Aus der Sicht mancher Institutionen mit nicht mentalisierender Organisationskultur kann MBT eine starke Infragestellung bedeuten. Denn sie fördert Klarheit, Verantwortungsübernahme, Individualität und Pluralität. Und sie hinterfragt Grandiosität, exklusiven oder totalitären Umgang mit Macht, Meinung und Wissen.

MBT fördert die Bindung untereinander und den Austausch in multiprofessionellen Teams auf gleicher Augenhöhe, ohne dabei die Unterschiede in Verantwortlichkeit und Qualifikation zu verwischen. In einer vom Mentalisierungsansatz geprägten Institution entstehen Sicherheit und Bindung nicht durch eine pseudoharmonisierende Gleichmacherei oder die Diktatur des Stärkeren, sondern durch das Gelingen des gemeinsamen mentalisierenden Prozesses.

4.12 MBT-Supervision

Aus den vorangegangenen Ausführungen ist deutlich geworden, wie sehr die mentalisierungsfördernde Kultur in der MBT nicht nur den direkten Patientenkontakt betrifft, sondern auch den Umgang der Therapeuten mit sich selbst, untereinander und ggf. mit der Institution.

Mentalisierungsbasierte Supervision greift diesen Aspekt im Sinne der Förderung einer mentalisierenden Teamkultur auf. So ist das Wiederherstellen von Neugier, Pluralität, Austausch und reflektierendem Modus zu Beginn einer Sitzung oft wichtiger, als zu einer bestimmten tiefliegenden Wahrheit über einen Patienten durchzudringen oder zu einer definitiven Lösungsstrategie für ein Problem zu kommen. Ist der mentalisierende Wiederherstellungsprozess gelungen, so bringen die Teams, die meist sehr viel Erfahrung und Wissen vereinen, Ihre Lösungsvorschläge oft von sich aus ins Spiel.

MBT-Supervision verwendet zum einen intensives Rollenspiel, zum anderen das bisher schon dargestellte Handwerkszeug der MBT. Der Explorationsprozess wird durch Nichtwissen und Neugier am Laufen gehalten, der Prozess wird beim Überhandnehmen mentalisierungshemmender Stimmungen aktiv reguliert.

Wie das folgende Beispiel zeigt, gelten dabei die Prinzipien, die für die mentalisierungsbasierte Arbeit mit Patienten (-gruppen) bereits beschrieben wurden.

Beispiel für eine MBT-Superversion
Einige schwer strukturell gestörte und massiv traumatisierte Patienten hatten das Stationsteam über längere Zeit belogen. Sie hatten heimlich sexuelle Beziehungen untereinander gepflegt, bei Beurlaubungen Trinkexzesse gehabt und ihren Mitpatienten gedroht, falls diese „petzen" würden. Die regulären Gruppengespräche bekamen immer häufiger den Charakter einer Pseudotherapie, aber gleichzeitig nahmen bei Krisenanlässen für alle Beteiligten die Schwierigkeiten zu, Fantasie und äußere Realität auseinanderzuhalten.
Die Teammitglieder bezichtigten einander aufgrund ihrer Fantasien über die Arbeitsweise des jeweils anderen, die Lage zu verkennen und grobe Behandlungsfehler zu machen. Sie schienen nicht mehr mentalisierungsfähig zu sein. Einige erfahrene Therapeuten hatten so etwas schon miterlebt und ermutigten daraufhin ihre Patienten, die besondere Stimmung in den Therapiegruppen aufzuklären, worauf einige Patienten das Schweigen über die Aktivitäten der regelverletzenden Untergruppe brachen, mit der Folge heftig enttäuschter und wütender Reaktionen im Team.
Wie unterschiedlich die Mitarbeiter reagierten, wurde in der Supervision erkennbar. Einige Teammitglieder sahen den Zusammenbruch jeder Ordnung kommen und befürchteten sexuelle Gewalt auf der Station. Sie befürworteten einen disziplinarischen Rundumschlag. Andere bezeichneten die Aufregung nur als viel Lärm um nichts, um Fantasien ohne jeden Realitätsbezug, und eine disziplinarische Maßnahme sei völlig überflüssig und willkürlich.
Bald wurde klar, dass eine Untergruppe des Teams im Äquivalenzmodus und die andere im Als-ob-Modus funktionierte. Der Blick für die Subjektivität, Vielschichtigkeit und Kompliziertheit der Behandlungsrealität war verloren gegangen. Das galt besonders für diesen sehr angespannten Moment, in dem das Team sich nach einfachen Lösungen sehnte und nachträglich sehr gut nachvollziehen konnte, dass es der Patientengruppe vermutlich gerade ähnlich ging.
Die einfache kategoriale Zuordnung mithilfe der Wahrnehmungsmodi half dem Team, seine aktuellen Affekte und Kognitionen in seinem mittlerweile vertrauten theoretischen Bezugsrahmen wiederzuerkennen und zu integrieren.
Als die Mitarbeiter zum reflektierenden Modus zurückgekehrt waren, konnten sie wieder Empathie mit grenzsetzender Konsequenz verbinden. Sie gebrauchten den Vorfall als Kristallisationskeim für eine Klärungsarbeit, bei der sowohl Patienten wie Behandler viel über sich lernten.

5 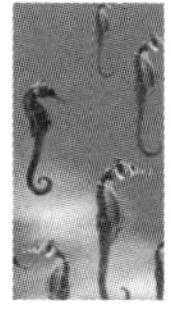 Evaluation

Dieses Kapitel enthält Informationen zur Evidenzbasierung von MBT und ihrem Umfeld, die größtenteils in den vorangegangenen Kapiteln zugunsten des Praxisbezugs und der flüssigeren Lesbarkeit zurückgestellt wurden, zum kleinen Teil aber auch Studienergebnisse, die schon in den vorangegangenen Kapiteln dargestellt worden sind. Um einen guten Überblick über die Datenlage zu vermitteln, wurden sie an dieser Stelle zusammengefasst.

5.1 Evidenzbasierte Behandlung schwerer Persönlichkeitsstörungen

Es gibt einige schulenübergreifende Kriterien für eine erfolgreiche Behandlung schwerer Persönlichkeitsstörungen. Sie können anhand von Metaanalysen klar benannt werden, zeigen sicherlich aber auch den partiell interagierenden Einfluss der Eigenschaften von forschungsgeeigneten Konzepten.

Viele Autoren (Leichsenring/Leibing 2003, Roth et al. 2005, Tress et al. 2002), die ehemalige Arbeitsgruppe der Leitlinie Persönlichkeitsstörungen des AWMF (AWMF 2008, keine Literaturquelle mehr verfügbar, 10.12.2014) und die Autoren des aktuellen Cochrane-Review zu Borderline-Psychotherapie (Stoffers et al. 2012) sind sich einig über folgende, mit dem Behandlungserfolg gekoppelte Eigenschaften: Die Behandlung ist

- klar und konzeptgeleitet strukturiert
- sowohl beziehungs- als auch störungsorientiert ausgerichtet
- vom technischen Vorgehen her störungsorientiert modifiziert
- durch Supervision und Strategien für Notfälle abgesichert
- mit einer hohen Therapiegesamtdosis auf langfristigen Erfolg ausgerichtet

All diese Kriterien werden durch die MBT erfüllt.

5.2 MBT-Empirie

Die erste Londoner MBT-Studie (Bateman / Fonagy 1999) ordnete 44 Borderlinepatienten randomisiert zwei Gruppen zu, die sich in der Erkrankungsschwere nicht signifikant unterschieden und entweder eine maximal 18-monatige tagesklinische Mentalisierungsbasierte Therapie oder Treatment as usual (TAU) erhielten, eine fachärztlich-sozialpsychiatrische Behandlung mit Medikamentengabe in mehrwöchigen Abständen und zweiwöchiger gemeindepsychiatrischer Betreuung.

Im zweiten Teil der Studie (Bateman / Fonagy 2001) verglichen sie die beiden Gruppen 36 Monate nach Studienbeginn, also mindestens 18 Monate nach Abschluss der Tagesklinikbehandlung. In der Zwischenzeit nahmen die MBT-Patienten an einer wöchentlichen Nachsorgegruppe teil. Bateman und Fonagy (Bateman / Fonagy 2003) erweiterten ihren Vergleich auf ökonomische Aspekte zu diesem Behandlungszeitpunkt.

Der bislang letzte Vergleich beider Gruppen (Bateman / Fonagy 2008) fand acht Jahre nach Behandlungsbeginn statt, d. h. mindestens fünf Jahre nach Ende jeder MBT, inklusive der Nachsorge.

Die Ergebnisse dieser RCT-Studie sind beeindruckend. Die Abbruchrate in der MBT-Gruppe lag mit 12 % im Vergleich zu anderen Therapieansätzen deutlich niedriger. Sowohl für die Häufigkeit von Suizidversuchen als auch von selbstverletzendem Verhalten sowie für Depression zeigte sich bis zum Beobachtungszeitpunkt von 36 Monaten eine Number Needed to Treat (NNT) von ca. zwei. Das bedeutet, dass jeder zweite sozialpsychiatrisch behandelte Patient signifikant hätte besser abschneiden können, wenn er MBT erhalten hätte. Wesentliche weitere psychopathologische Parameter zeigten sich nach MBT dauerhaft verbessert bzw. verbesserten sich nach Abschluss noch weiter. Die Häufigkeit stationärer Behandlungsepisoden nahm im Vergleich zur Kontrollgruppe drastisch ab mit einer Effektstärke (ES) von 1,4 nach 18 und 1,1 nach 36 Monaten. Die verringerten stationären Behandlungen sowie der deutlich gesenkte Medikamentenverbrauch bewirkten, dass auch die Kostenseite deutlich zugunsten der MBT-Gruppe ausschlug. MBT war während der Tagesklinikzeit gleich teuer, danach kosteten die (nunmehr gesünderen) Patienten das Gesundheitswesen deutlich weniger als die sozialpsychiatrisch behandelte Kontrollgruppe.

Die Daten der Acht-Jahres-Katamnese zeigten nicht nur den weiterhin großen Unterschied bei der Schwere der Symptomatik, bei der Selbstgefährdung und beim Grad der Inanspruchnahme des Gesundheitswesens, sie präsentierten auch einen wesentlich höheren Anteil von Patienten in der MBT-Gruppe, die in Arbeits- oder Ausbildungsverhältnissen standen.

Bereits aufgrund der Resultate nach 36 Monaten empfahl die Cochrane Collaboration in ihrem Review die MBT für die Behandlung von Borderline-Persönlichkeitsstörungen (Binks et al. 2006). Dies wurde später erneut bestätigt (Stoffers et al. 2012).

In einer zweiten randomisiert-kontrollierten MBT-Studie (Bateman/Fonagy 2009) verglich die Londoner MBT-Arbeitsgruppe bei 128 Patienten ihr ambulantes MBT-Intensivprogramm von 18 Monaten Dauer (je eine Einzel- und eine Gruppensitzung pro Woche und Ergänzungen) mit einer verhaltenstherapeutisch-lösungsorientierten Behandlung. Therapiedosis, Supervisionsdosis, Allegiance, was Identifikation mit der Methode bedeutet, und Behandlungserfahrung der Therapeuten waren identisch in beiden Armen der Studie. Diesmal erfolgte auch die Medikation in beiden Gruppen nach einem Standardprotokoll. Wieder replizierten sich die hochsignifikanten Unterschiede bei der Häufigkeit von Suizidversuchen, Selbstverletzungen und stationären Behandlungen.

Bei der Nachuntersuchung der Daten zeigte sich, dass besonders die komplex erkrankten mit Mehrfachdiagnosen im Achse-2-Bereich mehr von MBT als von der Kontrollmethode profitierten (Bateman/Fonagy 2013). Eine Arbeitsgruppe aus den Niederlanden (Bales et al. 2012, 2014) konnte die Londoner Tagesklinik-Ergebnisse in einer kontrollierten, unrandomisierten Studie noch übertreffen, sie berichteten von noch höheren Effektstärken bei selbstverletzendem Verhalten, Suizidversuchen, Gesamtfunktionsniveau sowie Depression (bis max. 2,8).

In einer belgischen Studie (Vermote 2005) konnte gezeigt werden, dass sich nach einem Jahr vollstationärer Behandlung die Ergebnisse über einen Beobachtungszeitraum eines weiteren Jahres weiter verbesserten.

In der eigenen kontrollierten Pilotstudie (Bolm et al. 2006, 2007a, Bolm et al. 2007b) mit 51 konsekutiven, meist deutlich komorbiden Borderlinepatienten wurde ein dreimonatiger Aufenthalt auf einer MBT-Psychotherapiestation einer psychosomatischen Akutklinik ausgewertet. Die Patienten wiesen im SKID-II-Interview meistenteils mehrere bzw. komplexe Persönlichkeitsstörungen auf. Es zeigten sich Effektstärken von ca. 1,2 für die Gesamtsymptombelastung, also höher als die von Kliniken mit durchmischtem Nicht-Borderlineklientel. Die Abbruchquote lag trotz niederschwelliger Aufnahmebedingungen bei 7,5 %. Außerdem zeigten sich bei Patienten mit und ohne eine F60.3-Diagnose vergleichbar gute Erfolge.

Im aktuellsten Cochrane-Review über Borderline-Psychotherapien (Stoffers et al. 2012) mit Auswertung derjenigen Behandlungsstudien, die bis 2010 erschienen und den Cochrane-Kriterien genügten, wird Psychotherapie klar als die Behandlungsmethode der ersten Wahl für Borderline-Persönlichkeitsstörungen benannt. 28 Studien mit insgesamt 1804 BPS-Patienten wurden damit erfasst. Statistisch signifikante Unterschiede zu den Kontrollgruppen ergaben sich bezüglich der Kernprobleme und der damit assoziierten Psychopathologie lediglich bei MBT und noch drei weiteren Behandlungsmethoden klare positive Empfehlungen, DBT, TFP und nur in Bezug auf die komorbide Depression auch Interpersonelle Therapie in ihrer für BPS entwickelten Spezialisierung. Verschiedene Gruppenansätze, wie Schematherapiegruppe oder das Fertigkeitentraining STEPPS wurden als vielversprechend eingestuft. Daten über Nebenwirkungen lagen nicht vor.

5.3 Hilfreiche psychiatrische Basisversorgung

Fast alle bisher erwähnten Intensiv-Psychotherapieverfahren konnten nach der Veröffentlichung der genannten Reviews ihre positiven Ergebnisse replizieren und weitere Wirksamkeitsnachweise vorlegen. Zwei aktuelle Studien sollen jedoch herausgegriffen werden, um zu zeigen, dass wirksame Borderline-Behandlung nicht immer hochaufwändig sein muss. Zum einen konnte eine kanadische Forschergruppe nachweisen, dass eine tendenziell psychodynamisch ausgerichtete psychiatrische Basisbehandlung langfristig genauso wirksam war, wie die wesentlich aufwändigere Dialektisch-Behaviorale-Therapie (DBT) (McMain et al. 2012, Feigenbaum et al. 2012). Zum anderen war ein strukturiertes psychodynamisches Gruppenangebot alle zwei Wochen, allerdings durch ein hochqualifiziertes MBT-Team angeboten, nur geringfügig weniger wirksam als ein ambulantes MBT-Intensivprogramm zweimal pro Woche (Jørgensen et al. 2012). Dies legt den Schluss nahe, dass selbst bei so speziellen Therapieanforderungen wie in der Borderline-Behandlung allgemeine Faktoren von Kompetenz, Erfahrung, Klarheit, Transparenz und Krisenfestigkeit von Therapiestruktur und Prozess und ein dem Patienten angepasstes Setting eine weit wichtigere Rolle spielen als spezielle Dosis- und Technikfragen.

Zusammenfassend kann man für die Anwendung sagen, dass die Berücksichtigung von Störungs- und Beziehungsorientierung in einem klar strukturierten und bei Bedarf flexiblen psychodynamischen Setting, von erfahrenen BPS-Therapeuten supervidiert, inklusive eines festgelegten Umgangs mit den häufigsten Therapieproblemen und Notfallsituationen gute Behandlungserfolge erbringt.

5.4 MBT-Empirie bei Adoleszenten

MBT kann als spezielle MBT-A auch depressiven, sich selbst verletzenden Adoleszenten gut helfen. Das Londoner MBT-Team (Roussow / Fonagy 2012) verglich eine einjährige MBT-A mit einer ebenso langen Standardtherapie. MBT-A war effektiver bei der Reduktion von Selbstverletzungen und Depression, was erklärt wurde durch die nachgewiesen verbesserte Mentalisierungsfähigkeit und weniger Vermeidung von Bindung. Beides zeigte die Verringerung des Risikos einer möglichen Borderline-Entwicklung an.

6 Ausblick auf künftige Entwicklungen

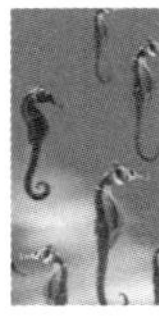

6.1 Klinische Felder

Die Tragweite des Mentalisierungsansatzes und sein Erfolg legten nahe, dass er sich schnell verbreitete. Vor allem im internationalen, englischsprachigen Kontext sorgte die Evidenzbasierung von Theorie und Methode für einen Innovationsschub auf dem Gebiet psychodynamischer Behandlungen.

MBT wurde ursprünglich für die Behandlung von Borderline-Patienten entwickelt. Sie wird nach wie vor, trotz vielfältiger anderer Einsatzmöglichkeiten, hauptsächlich bei Patienten mit Cluster-B-Persönlichkeitsstörungen angewendet, die durch Art und Schwere ihrer Erkrankung durch das Raster herkömmlicher Behandlungsangebote fallen.

Inzwischen ist aber das (forschungsbegleitete) Behandlungsspektrum erweitert. Für dissoziale Patienten sind Anpassungen nötig (Bateman / Fonagy 2012), denn diese Patienten zeigen auf Dauer wenig Interesse an nicht konkret zu funktionalisierenden Beziehungen zu anderen Menschen. In London läuft eine Studie zu dieser Patientengruppe.

MBT-Adaptationen für Cluster-A-Persönlichkeitsstörungen (Blom / Colijn 2012) werden in den Niederlanden untersucht.

Für narzisstische Persönlichkeitsstörungen haben Euler (Euler et al. 2018) und Bolm (eingereicht 2018, Bolm in press) unabhängig voneinander Konzeptualisierungen vorgelegt.

Für Essstörungen hat Skarderud (2007) schon seit Jahren das MBT-Manual erweitert. Die Anpassungen sind inzwischen übersichtlich zusammengefasst (Skarderud / Fonagy 2012).

Mehrfachdiagnosen mit Sucht (inkl. Opiatanhängigkeit) werden in Schweden untersucht (Philips et al. 2012).

Für die Depressionsbehandlung sind zahlreiche Anregungen bei Lenka Staun zu finden (Staun 2017). Als Anpassung an die Therapieerfordernisse wurde eigens eine MBT-Version kreiert, die Dynamic Interpersonal Therapy (DIT) (Lemma et al. 2011, Luyten / Blatt 2012).

Somatoforme Störungen werden schon seit Jahren in den Niederlanden mentalisierungsbasiert behandelt (Spaans et al. 2009).

Für Traumafolgeerkrankungen liegen Anpassungen vor (Sharp et al. 2012, Bolm 2012b, 2014d).

Die MBT für kinder- und jugendpsychiatrische Störungsbilder (Bleiberg et al. 2012, Verheugt-Pleiter et al. 2008) ist mittlerweile evaluiert (Roussow / Fonagy 2012).

Auch Familientherapie (Asen / Fonagy 2012, Fearon et al. 2006) ist detailliert konzipiert.

Mit Psychosen haben sich eine amerikanische (Brent et al. 2014) und eine österreichische Arbeitsgruppe (Sachs / Felsberger 2013). beschäftigt

Auch das Gruppensetting gelangt vermehrt in den Fokus der Wirksamkeitsbetrachtung von MBT (Karterud 2012, Bolm 2008, 2009, 2012a, 2014a, Schultz-Venrath 2008, 2011; Schultz-Venrath / Felsberger 2016).

Twemlow / Fonagy (2006) beschreiben ein Präventionsprogramm gegen Gewalt an Schulen.

Auch bei akuten Kriseninterventionen für neurotische oder Belastungsstörungen untermauern klinische und konzeptuelle Überlegungen sowie inzwischen reichlich klinische Erfahrung die guten Einsatzmöglichkeiten des Mentalisierungskonzepts (Bolm 2012a). Denn diese Patienten kommen ebenfalls in Zustände, in denen sie nicht mehr gut mentalisieren können, zumindest zeitweise oder auf bestimmte Lebensprobleme bezogen. Selbst wenn sie meistens ein gut integriertes Strukturniveau aufweisen, können sie doch diese Fähigkeiten z. B. im Zusammenhang mit einem Individuationsschritt, einem (drohenden) Verlust oder einem Familienstreit nicht aufrechterhalten.

Zu dieser Gruppe gehören etliche depressive, Angst- und Zwangserkrankungen. Patienten mit Angst können ebenso wie Zwangskranke häufig die innere nicht mehr von der äußeren Realität unterscheiden, wie beim katastrophisierenden oder magischen Denken, oder sie begeben sich in eine Als-ob-Welt des gefühlsabgespaltenen Funktionierens.

6.2 Organisationen und Politik

Mentalisierungsförderung verändert die Kultur des Umgangs von Menschen miteinander. Das gilt besonders für Situationen, die spontan häufig mit affektiver Überflutung oder Funktionieren unter Abspaltung von Denken und Fühlen einhergehen.

Gesundheitsförderung fängt mit Prävention an. Vorbeugende Maßnahmen betreffen die Widerstandsfähigkeit gegen Krankheiten sowie die Verhütung untragbarer psychosozialer Belastungen und die Verbesserung der Bewältigungsfähigkeiten bei Krisen.

Eine mentalisierungsbasierte Erziehung könnte Kindern und Eltern im Umgang mit Krisen helfen, Gewalt vorbeugen und auf die Verschiedenartigkeit von Menschen, Kulturen und Sichtweisen vorbereiten.

Wie schon in den Kapiteln über Psychotherapie dargestellt, propagiert der Mentalisierungsansatz auf dem Boden einer sicheren zwischenmenschlichen und kulturellen Basis die Neugier auf die Vielfalt des Lebens, nicht die Einengung auf eine Sichtweise oder einen einzigen Lösungsweg.

Überfordernder Stress und angstmachende Krisen kommen häufig in Profit-Organisationen und in der Politik vor. Auch hier geht es, wie in der Borderlinetherapie, oftmals um existenzielle Erlebnisqualitäten von Gut oder Böse, Zusammenhalt oder Fragmentierung und Kreativität oder Vernichtung. Der Mentalisierungsansatz kann dabei helfen,

- zu einer gelasseneren, kreativeren und in einer Organisation breiter verankerten Diskussionskultur und Verantwortungsübernahme im Umgang mit unvermeidlichen existenziellen Problemen zu gelangen,
- Reibungsverluste durch dysfunktionale Überforderungen, Einengungen und Projektionen zu verringern,
- ein gewalttätiges und rücksichtsloses Organisationsklima zu entschärfen und durch ein mentalisierendes zu ersetzen, welches die unterschiedlichsten Bedürfnisse und Sichtweisen integriert

Seit dem Erscheinen der ersten Auflage dieses Buches hat sich eine leidvolle Entwicklung verstärkt, die sich um Populismus und Radikalisierung, um „fake news", „Lügenpresse" und Verschwörungstheorien dreht. In der Diskussion kann denjenigen, die Mentalisieren befördern wollen, helfen, dass der Nährboden für fehlende Mentalisierungsfähigkeit in erlebter (Bindungs-)Unsicherheit, angstvoller und manchmal kontraphobisch aggressiv ausgestalteter Suche nach konkreter Hilfestellung und fantasierter Rettung besteht.

In Zuständen von Äquivalenz oder Als-Ob sollte Mentalisierungsförderung sich auf Methoden konzentrieren, die für die jeweiligen Adressaten leistbar sind. Auf dieser Grundlage kann aus einem Spektrum von klarer Positionierung bis zu Offenheit für Meinungsaustausch differenziell ausgewählt werden.

7 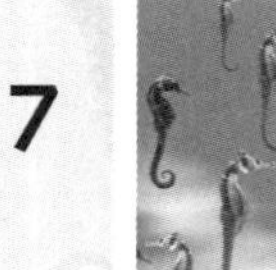 Zusammenfassung

Mentalisieren ist die manchmal explizite, meist aber implizite imaginative Fähigkeit, sich eine differenzierte innere Vorstellung von sich selbst und anderen und der Beziehung miteinander machen zu können. Dabei spielt die Vorstellung eine zentrale Rolle, dass Menschen nicht nur von der Außenwelt, sondern auch von ihrer eigenen, unverwechselbaren Psyche beeinflusst werden. Auf diese Weise vereint Mentalisieren in einem bedeutungsvollen Erleben Faktisches, soziale und innerpsychische Prozessen, Kognition, Emotion und Körperlichkeit sowie Individualität und Bindung.

Wenn Mentalisieren unter Stress automatisch, vom limbischen System dominiert geschieht, ist dies zu unterscheiden von der therapeutisch angestrebten, durch Frontalhirnfunktionen kontrollierten Form. Letztere ermöglicht einen Perspektivenwechsel, das Erfassen differenzierter Bedeutungen, vorausschauendes und moduliertes Handeln sowie gute Menschenkenntnis und einen spielerischen Umgang mit der eigenen Realitätswahrnehmung.

Mentalisierungsstörungen treten bei fast allen schweren psychischen Krankheiten auf. Sie zeigen an, wenn steuernde und integrierende komplexe Ich-Funktionen unter bindungsrelatiertem Stress nicht mehr adäquat und kohärent ablaufen. Die Behandlung muss folglich mehr auf die Qualität dieser Prozesse fokussieren als auf psychische Inhalte.

Die MBT ist eine manualisierte psychodynamische Methode, die sich ganz auf die Mentalisierungsförderung ausrichtet. Charakteristisch sind eine aktiv-neugierige und nichtwissende Haltung und kleinschrittiges, interaktionell und prozessorientiertes Vorgehen.

Bei Borderline- und komplexen, komorbiden Persönlichkeitsstörungen bei Erwachsenen, sowie sich selbst verletzenden Adoleszenten, zeigt MBT in verschiedenen Settings sehr gute und nachhaltige Behandlungserfolge, auch im Vergleich mit anderen strukturierten und manualisierten Methoden. Dies gilt für Symptomreduktion, Lebensqualität und Kosteneffektivität. Diese Erfolge regten mittlerweile zu MBT-Adaptationen für verschiedene andere Krankheitsbilder an, so unter anderem für Essstörungen, somatoforme Störungen, narzisstische sowie dissoziale Persönlichkeitsstörungen, Komorbidität mit legaler und illegaler Sucht, Psychosen, Behandlung persönlichkeitsgestörter Jugendlicher, Familienbehandlung, Beratung von Müttern im Umgang mit Säuglingen und Gewaltprävention an Schulen.

Neben MBT für Erwachsene und Adoleszente, die bisher in randomisiert-kontrollierten Studien in der zwei- und fünftägigen Behandlung als effektiv befunden worden ist, bietet sich ein großes Spektrum an MBT-informierten Vorgehensweisen für den Einsatz in Kliniken, Tageskliniken, Ambulanzen und Praxen an.

Das Mentalisierungskonzept hilft dabei, schwierige Interaktionen zu entspannen, sich zu trauen, als schwierig geltende Patienten in Therapie zu nehmen und diese Therapien für die Patienten erfolgreich und für die Therapeuten befriedigend durchführen zu können.

Es hilft auch dabei, sich im Beruf und darüber hinaus kreativ und spielerisch, verbunden und abgegrenzt sowie lebenszufrieden mit sich, anderen und stressvollen Lebensaufgaben zu befassen.

Glossar

Abwehrmechanismus: Ein psychischer Vorgang zur Vermeidung der Bewusstwerdung eigener unangenehmer, z. B. schmerzhafter oder beängstigender Gefühle und Gedanken. Die Abwehr kann intrapsychisch erfolgen, z. B. in Form von Verdrängung oder interaktionell, z. B. wie beim Sündenbockphänomen.

Achtsamkeit: Die Konzentration auf das Gegenwärtige und dessen vorbehaltlose, nichtwertende Akzeptanz.

Bindungssystem: Der innerlich bei Säugetieren vorhandene komplexe psychische Apparat, der die Beziehung zu den wichtigsten Bezugspersonen herstellt und aufrecht erhält.

Desorganisierter Bindungstyp: Nicht vorhersagbarer Wechsel von extremen Verhaltensweisen bei Trennung und Wiedersehen in Bezug auf die wichtigsten Bezugspersonen, Abwesenheit eines durchgängigen Verhaltensmusters, kommt oft bei traumatisierten Kindern vor.

Dissoziative Störungen: Erkrankungen, die mit Desintegration des Selbsterlebens einhergehen, z. B. Verlust des Bezugs zu einer gesunden Körperwahrnehmung oder Verlust des Gefühls, mit all seinen Eigenschaften eine einzige Persönlichkeit zu sein.

Fertigkeitentraining: Gezielte Übungen zur Verbesserung des Umgangs mit psychischen und interpersonellen Herausforderungen.

Gegenübertragung: Summe aller eigenen Reaktionen eines Therapeuten auf das Verhalten des Patienten.

Hilfs-Ich-Funktion: Hilfreiche Funktion bei der Bewältigung psychischer Aufgaben eines anderen (siehe Ich-Funktion).

Ich-Funktion: Psychische Fähigkeit, mit kognitiven, emotionalen und sozialen Aufgaben und Schwierigkeiten umzugehen, z. B. Bindung, Affektwahrnehmung, Impulskontrolle, Realitätsprüfung, Selbstwertregulation.

Konfliktorientierte Therapie: Behandlung auf dem Boden der Neurosenlehre, klärend, konfrontierend und deutend, evtl. unter Einsatz regressiver Prozesse, für Patienten mit relativ stabilen und intakten Ich-Funktionen indiziert.

Komplexbehandlung: Multimodale teamgestützte teilstationäre oder stationäre Psychotherapie.

Mentalisieren: Imaginative, meist implizite Fähigkeit, sich eine differenzierte innere Vorstellung von der Psyche und ihren Wechselwirkungen mit den anderen Erlebens- und Verhaltensbereichen machen zu können – bei

sich selbst und bei anderen. Dabei spielt die innere Vorstellung eine zentrale Rolle, dass Menschen nicht nur von außen, sondern auch von ihrer eigenen, unverwechselbaren Psyche beeinflusst werden.
Mentalisierungskonzept: Schulenübergreifend anwendbare Theorie der inneren und interaktionellen Prozesse, die mit dem Mentalisieren, seiner Entwicklung und den Störungen dieser Fähigkeit zugrunde liegt.
Objektbeziehungen: Innere Bezugnahme auf charakteristische und prägende Erfahrungen mit den wichtigsten Bezugspersonen der Kindheit und Jugend.
Operationalisierte Psychodynamische Diagnostik (OPD): Klassifikationssystem für psychodynamisch wichtige Charakteristika einer Person, wie z. B. Beziehungsgestaltung, psychische Struktur und Konfliktausprägung, auch für die Formulierung eines Behandlungsfokus geeignet.
Psychodynamik: Das Wechselspiel kognitiver, emotionaler und körperlicher sowie bewusster und unbewusster Erlebens- und Verhaltensanteile.
Regression: Verlust von Ich-Funktionen, z. B. durch Rückgriff auf kindliche Erlebens- und Verhaltensmuster.
Selbstwirksamkeit: Überzeugung, selbst etwas im Leben bewirken zu können.
Somatoforme Störungen: Psychosomatische Erkrankungen, die mit hohem körperlichen Symptom- und Leidensdruck und intensiver somatischer Hilfesuche verbunden sind, aber keine körperliche Ursache haben.
Strukturelle Störung: Erkrankung, die durch ein Defizit an Ich-Funktionen zum inadäquaten Umgang mit bestimmten Lebensanforderungen führt und dadurch einen hohen Leidensdruck bei den Betroffenen oder ihrer Umgebung erzeugt.
Strukturniveau: Qualität der Ausstattung mit Ich-Funktionen, die Spanne reicht von gut integriert bis desintegriert.
Strukturorientierte Behandlung: An der Förderung von Ich-Funktionen ausgerichtete, aktiv stützende und klärende, nicht die Konflikte deutende Therapie.
Traumazentrierte Behandlung: Auf die speziellen Bedürfnisse von Patienten mit einer Posttraumatischen Belastungsstörung oder anderen schweren Traumafolgen ausgerichtete Therapie mit den typischen Phasen Stabilisierung, Traumakonfrontation und Reintegration.
Validieren: Vermitteln der Akzeptanz und Nachvollziehbarkeit der Realitätsperspektive einer anderen Person, ohne diese Sichtweise teilen zu müssen.

Literaturempfehlungen

Die folgende Literatur wird zur Vertiefung von Theorie und Praxis empfohlen.

Mentalisieren und MBT:

Allen, J.G., Fonagy P., Bateman A.W. (2008): Mentalizing in Clinical Practice, American Psychiatric Publishing, Washington, London. (Dt. Übersetzung (2011): Mentalisieren in der psychotherapeutischen Praxis. Klett-Cotta, Stuttgart)

Bateman, A., Fonagy P. (Hrsg.) (2012): Handbook of Mentalizing in Mental Health Practice. American Psychiatric Publishing, Washington, London

Bateman, A., Fonagy P. (2004): Psychotherapy for Borderline Personality Disorder. Mentalization-Based Treatment. Oxford University Press, Oxford, New York (dt. Übers. (2008): Psychotherapie der Borderline-Persönlichkeitsstörung. Ein mentalisierungsgestütztes Behandlungskonzept. Psychosozial-Verlag, Gießen).

Bolm, T. (2011): Vom Umgang mit Übertragung in der mentalisierungsbasierten Therapie. Journal für Psychoanalyse 52, 116–132

Bolm, T. (2010a): Mentalisierungsdefizite und ihre Behandlung bei verschiedenen psychischen Störungen: What Works for Whom? Psychodynamische Psychotherapie 9(4), 205–215

Bolm, T. (2010b): Mentalisierungsförderung. Wie viel Bindungserleben hilft welchem Patienten weiter? Psychotherapeut 55, 335–338

Fonagy, P., Jurist E., Gergely G., Target M. (2002): Affect Regulation, Mentalization, and the Development of the Self. New York: Other Press. (Dt. Übers. (2004): Affektregulierung, Mentalisierung und die Entwicklung des Selbst. Klett-Cotta, Stuttgart

Schultz-Venrath, U. (2013): Lehrbuch Mentalisieren. Psychotherapien wirksam gestalten. Klett-Cotta, Stuttgart

Verheugt-Pleiter, A.J.E., Zevalking J., Schmeets M.G.J. (Hrsg.) (2008): Mentalizing in Child Therapy. Guidelines for Clinical Practioners. Carnac books, London

Für die MBT-Praxis ebenfalls hilfreich sind:

Arbeitskreis OPD (Hrsg.) (2006): Operationalisierte Psychodynamische Diagnostik OPD-2. Das Manual für Diagnostik und Therapieplanung. Verlag Hans Huber, Bern

Bolm, T. (2012a): Gruppenpsychotherapie bei Persönlichkeitsstörungen. In: Strauss B., Mattke D. (Hrsg.): Gruppenpsychotherapie.: Springer, Heidelberg, New York, 339–348

Staats, H., Dally A., Bolm T. (Hrsg.) (2014b): Gruppenpsychotherapie und Gruppenanalyse. Ein Lehr- und Lernbuch für Klinik und Praxis. Vandenhoeck & Ruprecht, Göttingen

Anfragen über Supervisions-, Fort- und Weiterbildungsfragen können gern an den Autor gerichtet werden.

Zitierte Literatur

Allen, J.G, Fonagy, P., Bateman, A.W. (2008): Mentalizing in Clinical Practice. American Psychiatric Publishing, Washington, London

Allen, J.G., Fonagy P. (Hrsg.) (2006): Handbook of Mentalization-Based Treatment. Wiley, Chichester. (dt. Übers. (2009): Mentalisierungsgestützte Therapie: Das MBT-Handbuch – Konzepte und Praxis. Stuttgart, Klett-Cotta)

American Psychiatric Association APA. (2013) Diagnostic and Statistical Manual of Mental Disorders, 5th Edition. In: http://dsm.psychiatryonline.org/book.aspx?bookid=556

American Psychiatric Association APA (1994): Diagnostic and Statistical Manual of Mental Disorders (DSM-IV), 4. Aufl. American Psychiatric Press, Washington, DC (dt. Übers.: Sass H., Wittchen H.U., Zaudig M., Houben I. (2003): Diagnostisches und Statistisches Manual Psychischer Störungen DSM-IV-TR: Textrevision. Hogrefe, Göttingen, Bern, Toronto, Seattle

Arbeitskreis OPD (2006): Operationalisierte Psychodynamische Diagnostik OPD-2. Das Manual für Diagnostik und Therapieplanung. Hans Huber, Bern

Arntz, A., van Genderen H. (2010): Schematherapie bei Borderline-Persönlichkeitsstörung. Beltz Psychologie Verlags Union, Weinheim

Asen E., Fonagy P., (2012): Mentalization-Based Familiy Therapy. In: Bateman A., Fonagy P. (Hrsg.): Handbook of Mentalizing in Mental Health Practice. American Psychiatric Publishing, Washington, London, 107–128

AWMF online (2008): Leitlinien Psychiatrie/Persönlichkeitsstörungen. In: http:\\www.uni-duesseldorf.de/AWMF/ll/038-015.htm. Daten nicht mehr verfügbar, letzter Zugriffsversuch 10.12.2014

Bales, D., Timman, R., Andrea H., Busschbach, J.J.V., Verheul, R Kamphuis, J.H. (2014): Effectiveness of Day Hospital Mentalization-Based Treatment for Patients with Severe Borderline Personality Disorder: A Matched Control Study. Clinical Psychology and Psychotherapy, Jul 24. doi: 10.1002/cpp.1914. [Epub ahead of print] In: http://jannetvb.home.xs4all.nl/busschbach/manuscripts/2014%20MBT%20Matched%20Controle%20Study.PDF, 31.01.2014

Bales, D., Van Beek N., Smits M., Willemsen S., Busschbach J.J.V., Verheul R., Andrea H. (2012): Treatment Outcome of 18-Month, Day Hospital Mentalization-Based Treatment (MBT) in Patients with Severe Borderline Personality Disorder in the Netherlands. Journal of Personality Disorders 26, 568-582

Baron-Cohen, S., Wheelwright, S. Hill, J., Raste, Y., Plumb, I. (2001): The “Reading the Mind in the Eyes” Test Revised Version: A Study with Normal Adults, and Adults with Asperger Syndrome or High-Functioning Autism. Journal of Child Psychology and Psychiatry 42(2), 241–251

Bartak, A., Andrea, H., Spreeuwenberg, M.D., Ziegler, U.M., Dekker, J., Rossum, B.V., Emmelkamp, P.M.G. (2011): Effectiveness of Outpatient, Day Hospital, and Inpatient Psychotherapeutic Treatment for Patients with Cluster B Personality Disorders. Psychotherapy and Psychosomatics 80, 28–38

Bateman, A., Fonagy, P. (2013): Impact of Clinical Severity on Outcomes of Mentalisation-Based Treatment for Borderline Personality Disorder. British Journal of Psychiatry 203, 221–227

Bateman, A., Fonagy, P. (Hrsg.) (2012): Handbook of Mentalizing in Mental Health Practice. American Psychiatric Publishing, Washington, London

Bateman, A., Fonagy, P. (2009): Randomized Controlled Trial of Outpatient Mentalization-Based Treatment versus Structured Clinical Management for Borderline Personality Disorder. American Journal of Psychiatry 166, 1355–1364

Bateman, A., Fonagy, P. (2008): 8-Year Follow-Up of Patients Treated for Borderline Personality Disorder: Mentalization-Based Treatment Versus Treatment As Usual. American Journal of Psychiatry 165 (5), 631–638

Bateman, A., Fonagy, P. (2006): Mentalization-Based Treatment for Borderline Personality Disorder. A Practical Guide. Oxford University Press, Oxford, New York

Bateman, A., Fonagy, P. (2004): Psychotherapy for Borderline Personality Disorder. Mentalization-Based Treatment. Oxford University Press, Oxford, New York (dt. Übers. (2008): Psychotherapie der Borderline-Persönlichkeitsstörung. Ein mentalisierungsgestütztes Behandlungskonzept. Psychosozial-Verlag, Gießen).

Bateman, A., Fonagy, P., (2003): Health Service Utilisation Costs for Borderline Personality Disorder Patients Treated with Psychoanalytically Oriented Partial Hospitalisation Versus General Psychiatric Care. American Journal of Psychiatry 160, 169–171

Bateman, A., Fonagy, P. (2001): Treatment of Borderline Personality Disorder With Psychoanalytically Oriented Partial Hospitalization: An 18-Month Follow-up. American Journal of Psychiatry 158, 36–42

Bateman, A., Fonagy, P. (1999): Effectiveness of Partial Hospitalization in the Treatment of Borderline Personality Disorder: A Randomized Controlled Trial. American Journal of Psychiatry 156, 1563–1569

Binks, C.A., Fenton, M., McCarthy, L., Lee, T., Adams, C.E., Duggan, C. (2006a): Psychological Therapies for People with Borderline Personality Disorder. The Cochrane Database of Systematic Reviews, Issue 1

Binks, C.A., Fenton, M., McCarthy, L., Lee, T., Adams, C.E., Duggan, C. (2006b) Pharmacological Interventions for People with Borderline Personality Disorder. The Cochrane Database of Systematic Reviews, Issue 1

Bleiberg, E, Roussow, T., Fonagy, P. (2012): Adolescent Breakdown and Emerging Borderline Personality Disorder. In: Bateman, A., Fonagy, P. (Hrsg.): Handbook of Mentalizing in Mental Health Practice. American Psychiatric Publishing, Washington, London, 463–509

Blom, J., Colijn, S. (2012): Klinische variant van mentaliserenbevorderende therapie voor patiënten met cluster A-persoonlijkheidsstoornis. Tijdschrift voor psychiatrie 54(4), 377–382

Bohus, M. (2007): Zur Versorgungssituation von Borderline-Patienten in Deutschland. Persönlichkeitsstörungen 11, 149–153

Bolm, T. (in press): Mentalisierungsbasierte Therapie für Patienten mit narzisstischer Persönlichkeitsstörungen. In: Doering, S., Hartmann, H.-P., Kernberg, O. F. (Hrsg.): Narzissmus. Schattauer, Stuttgart

Bolm, T. (2014a): Mentalisieren fördern und aufrechterhalten: der Beitrag der Mentalisierungsbasierten Therapie. In Staats, H., Dally, A., Bolm, T. (Hrsg.) (2014b): Gruppenpsychotherapie und Gruppenanalyse. Ein Lehr- und Lernbuch für Klinik und Praxis. Vandenhoeck und Ruprecht, Göttingen, 179–184

Bolm, T. (2014b): Arbeiten an der Subjekt-Objekt-Differenzierung in der Gruppenpsychotherapie. In: Staats H., Dally A., Bolm, T. (Hrsg.): Gruppenpsychotherapie und Gruppenanalyse. Ein Lehr- und Lernbuch für Klinik und Praxis. Vandenhoeck und Ruprecht, Göttingen, 59–64

Bolm, T. (2014c): Unterschiedliche Settings und Settingübergänge. In: Staats, H., Dally, A., Bolm, T. (Hrsg.) (2014b): Gruppenpsychotherapie und Gruppenanalyse. Ein Lehr- und Lernbuch für Klinik und Praxis. Vandenhoeck und Ruprecht, Göttingen, 344–349

Bolm, T. (2014d): Komplex traumatisierte Patienten in der Gruppenpsychotherapie. In: Staats, H., Dally, A., Bolm, T. (Hrsg.): Gruppenpsychotherapie und Gruppenanalyse. Ein Lehr-und Lernbuch für Klinik und Praxis. Vandenhoeck und Ruprecht, Göttingen, 306–314

Bolm, T. (2013): Kommentar zum Gruppentranskript von Ole Falck aus Sicht der Mentalisierungsbasierten Therapie. Gruppenpsychotherapie und Gruppendynamik 49, 146–154

Bolm, T. (2012a): Gruppenpsychotherapie bei Persönlichkeitsstörungen. In: Strauss, B., Mattke, D. (Hrsg.): Gruppenpsychotherapie. Springer Heidelberg, New York, 339–348

Bolm, T. (2012b): Mentalisierungsbasierte Therapie (MBT). In: Spitzer, C., Grabe, H. (Hrsg.): Kindesmisshandlung. Psychische und körperliche Folgen im Erwachsenenalter. Kohlhammer, Stuttgart, 286–295

Bolm, T. (2011): Vom Umgang mit Übertragung in der mentalisierungsbasierten Therapie. Journal für Psychoanalyse 52, 116–132

Bolm, T. (2010): Mentalisierungsdefizite und ihre Behandlung bei verschiedenen psychischen Störungen: What Works for Whom? Psychodynamische Psychotherapie 9(4), 205–215

Bolm T. (2009a): Mentalisierungsbasierte Therapie (MBT) für Borderline-Persönlichkeitsstörungen und chronifizierte Traumafolgen. Deutscher Ärzteverlag, Köln

Bolm, T. (2009b): Mentalisierungsbasierte Therapie (MBT) als Gruppenpsychotherapie. Persönlichkeitsstörungen 13: 94–103

Bolm, T. (2008): Mentalisation-Based Treatment (MBT) in der stationären und ambulanten Gruppenpsychotherapie. In: Hirsch M. (Hrsg.): Die Gruppe als Container. Vandenhoeck und Ruprecht, Göttingen, 144–167

Bolm, T. (2007): Mentalization-Based Treatment (MBT) in der Gruppentherapie schwerer Persönlichkeitsstörungen und Traumafolgeerkrankungen. In: Kokai J., Mattke D. (Hrsg.): Entwicklungen in der klinischen Gruppenpsychotherapie, Barbara Budrich, Opladen, 69–79

Bolm, T. (2005): Psychoanalytisch orientierte Gruppentherapie in der Psychiatrie – Praxis und Perspektive des Göttinger Modells. Gruppenpsychotherapie und Gruppendynamik 41, 176–192.

Bolm, T., Dulz, B., (2002): Psychotische und psychosenahe Zustände bei Patienten mit Persönlichkeitsstörungen – Auswirkungen auf Suizidalität und Behandlungspraxis. Persönlichkeitsstörungen 4, 252–260

Bolm, T., Herzog, T. (2009): Mentalisierungsbasierte Behandlung schwerer Borderline-Persönlichkeitsstörungen und Traumafolgen in der Klinik für Psychosomatische Medizin und Fachpsychotherapie, Christophsbad Göppingen. In: Dulz, B., Martius, P., Fabian, E. (Hrsg.): Stationäre Psychotherapie der Borderline-Störungen in Deutschland. Schattauer, Stuttgart, 91–98

Bolm, T., Herzog T. (2004): Zum Umgang mit Essstörungen bei Borderline-Patientinnen. Persönlichkeitsstörungen 8, 37–42

Bolm, T., Schöps, A., Bohlender, K., Döderlein, R., Lepack, S., Obeth, M., Schuler, N., Zumbruch, A., Weimer, B., Rogen, L., v. Randow, C., Dorn, K., Brandenburg, V., Herzog, T. (2006): Mentalization-Based Treatment (MBT) für schwere Persönlichkeitsstörungen und Traumafolgeerkrankungen. Erste Erfahrungen im deutschsprachigen Vollversorgungskontext. Poster, DKPM-Jahrestagung Magdeburg, 15.-18.03.2006

Bolm, T., Schöps A., von Randow C., Herzog T.(2007a): Stationäre MBT hilft bei Borderline-Persönlichkeitsstörungen – Ergebnisse einer Pilotstudie. Vortrag. In: Herzog T., Schauenburg H. (Chairs): Symposium Psychodynamische Borderlinebehandlung und Bindung. DKPM/DGPM-Jahrestagung, Nürnberg, 21.–24.03.2007

Bolm, T., Schöps, A., Robertz, A., Herzog, T. (2007b): Psychosomatisch-psychotherapeutische Fachkliniken und -abteilungen in der Versorgung schwerer Persönlichkeitsstörungen. Persönlichkeitsstörungen 11, 181–186

Borschmann, R., Henderson, C., Hogg, J., Phillips, R., Moran, P. (2012): Crisis Interventions for People with Borderline Personality Disorder. Cochrane Developmental, Psychosocial and Learning Problems Group. Published online 13.06.2012

Brazier, J., Tumur, I., Holmes, M., Ferriter, M., Parry, G., Dent-Brown, K., Paisley, S. (2006): Psychological Therapies Including Dialectical Behaviour Therapy for Borderline Personality Disorder: A Systematic Review and Preliminary Economic Evaluation. Health Technology Assessment 35 (Vol. 10): iii, ix-xii, 1–117

Brent, B., Daphne, J., Holt, J., Matcheri, S., Keshavan, Seidman L.J., Fonagy, P. (2014): Mentalization-Based Treatment for Psychosis: Linking an Attachment-Based Model to the Psychotherapy for Impaired Mental State Understanding in People with Psychotic Disorders. Israel Journal of Psychiatry and Related Sciences 51(1)

Choi-Kain, L. W., Gunderson, J. G. (2008): Mentalization: Ontogenity, Assessment, and Application in the Treatment of Borderline Personality Disorder. American Journal of Psychiatry 165(9), 1127–1135

Clarkin, J.F., Yeomans, F., Kernberg, O.F. (1999): Psychotherapy for Borderline Personality. Wiley, New York (Dt. Fassung: Psychotherapie der Borderline-Persönlichkeit. Manual zur psychodynamischen Therapie. 2. aktualisierte u. neubearbeitete Aufl. Schattauer, Stuttgart

Daudert, E. (2002): Die Self Reflective Functioning Scale. In: Strauss, B., Buchheim, A., Kächele, H. (Hrsg.): Klinische Bindungsforschung. Theorien – Methoden – Ergebnisse. Schattauer, Stuttgart, 54–67

Döring, P. (2013): Mentalisierungsbasiertes Management. In: Schultz-Venrath, U. (2013): Lehrbuch Mentalisieren. Psychotherapien wirksam gestalten. Klett-Cotta, Stuttgart

Dulz, B., Ramb, C. (2007): Die Borderline-Spezialstation – ein Plädoyer. Persönlichkeitsstörungen 11, 175–180

Dennet, D. (1987): The Intentional Stance. MIT Press, Cambridge (Mass)

Dziobek, I., Fleck, S., Kalbe, E., Rogers, K., Hassenstab, J., Brand, M., Kessler, J., Woike, J.K., Wolf, O.T., Convit, A. (2006): Introducing MASC: A Movie for the Assessment of Social Cognition. Journal of Autism and Developmental Disorders 36(5), 623–636

Euler, S., Stöbi, D., Sowislo, J., Ritzler, F., Huber, C. G., Lang, U. E., Wrege, J., Walter, M. (2018): Grandiose and Vulnerable Narcissism in Borderline Personality Disorder. Psychopathology. 2018;51(2):110–121. doi: 10.1159/000486601. Epub 2018 Feb 21. PMID: 29466803

Fabian, E., Dulz, B., Martius, P. (2009): Vorwort zu Fabian, E., Dulz, B., Martius, P. (Hrsg.): Stationäre Psychotherapie der Borderline-Störungen. Therapiespektrum und klinikspezifische Behandlungskonzepte. Schattauer, Stuttgart, V-IX

Fearon, P., Target, M., Fonagy, P, Williams, L.L., McGregor, J., Sargent, J., Bleiberg. E. (2006): Short-Term Mentalization and Relational Therapy for Children and Adolescents. In: Allen P., Fonagy P. (Hrsg.): Handbook of Mentalization-Based Treatment. Wiley, Chichester, 201–222

Feigenbaum, J.D., Fonagy, P., Pilling, S., Jones, A., Wildgoose, A., Bebbington, P.E. (2012): A Real World Study of the Effectiveness of DBT in the UK National Health Service. British Journal of Clinical Psychology 51, 121–141

First, M.B., Gibbon, M., Spitzer, R.L., Williams, J.B.W., Benjamin, L.S. (1997): Structured Clinical Interview for DSM-IV Axis II Personality Disorders, (SCID-II). American Psychiatric Press, Inc., Washington, D.C.

Fonagy, P. (2007): Playing with Reality: IV. A Theory of External Reality Rooted in Intersubjectivity. International Journal of Psychoanalysis 88(4), 917–937

Fonagy, P. (1995): Playing with Reality: The Development of Psychic Reality and its Malfunction in Borderline Personalities. International Journal of Psychoanalysis 76, 39–44

Fonagy, P. (1991): Thinking about Thinking: Some Clinical and Theoretical Considerations in the Treatment of a Borderline Patient. International Journal of Psychoanalysis 72, 639–656

Fonagy, P., Luyten, P., Allison, E., Campbell, C. (2019): Mentalizing, Epistemic Trust and the Phenomenology of Psychotherapy. Psychopathology. DOI: 10.1159/000501526

Fonagy, P., Luyten, P., Allisun, E. (2015): Epistemic Petrification and the Restoration of Epistemic Trust: A New Conceptualization of Borderline Personality Disorder and its Psychosocial Treatment. Journal of Personality Disorder, 29(5), 575–609

Fonagy, P., Jurist, E., Gergely, G., Target, M. (2002): Affect Regulation, Mentalization, and the Development of the Self. New York: Other Press 2002. (dt. Übers. (2004): Affektregulierung, Mentalisierung und die Entwicklung des Selbst. Klett-Cotta, Stuttgart

Fonagy, P., Target, M., Steele, H., Steele, M. (1998) Reflective-functioning manual: For Application to Adult Attachment Interviews. Confidential Document (Version 5.0). University College, London. In: http://scholar.google.co.uk/citations?view_op=view_citation&hl=en&user=obOETjwAAAAJ&citation_for_view=obOETjwAAAAJ:ufrVoPGSRksC, 12.12.2014

Fonagy, P., Target, M. (1996): Playing with Reality: I. Theory of Mind and the Normal Development of Psychic Reality. International Journal of Psycho-Analysis 77, 217–233

Franklin, T.B., Russig, H., Weiss, I.C., Gräff, J., Linder, N., Michalon, A., Vizi, S., Mansuy, I.M. (2010): Epigenetic Transmission of the Impact of Early Stress Across Generations. Biological Psychiatry 68(5), 408—415

Gergely, G., Watson, J.S. (1996): The Social Biofeedback Theory of Parental Affect-Mirroring: The Development of Emotional Self-Awareness and Self-Control in Infancy. International Journal of Psychoanalysis 77, 1181–1212

Gunderson, J.G., Weinberg, I., Daversa, M.T., Kueppenbender, K.D., Zanarini, M.C., Shea, M.T., Skodol, A.E., Sanislow, C.A., Yen, S., Morey, L.C., Grilo, C.M., McGlashan, T.H., Stout, R.L., Dyck, I. (2006): Descriptive and Longitudinal Observations on the Relationship of Borderline Personality Disorder and Bipolar Disorder. American Journal of Psychiatry 163(7), 1173–1182

Heigl-Evers, A., Ott, J. (Hrsg.) (1994): Die psychoanalytisch-interaktionelle Methode. Vandenhoeck und Ruprecht, Göttingen

Hilgers, M. (2007): Wie gut versorgt sind Patienten mit Persönlichkeitsstörungen? Die ambulante psychotherapeutische Praxis. Persönlichkeitsstörungen 11, 195–200

Holmes, J. (2006): John Bowlby und die Bindungstheorie. 2. Auflage. Ernst Reinhardt Verlag, München

Jørgensen, C.R., Freund, C., Bøye, R., Jordet, H., Andersen, D., Kjølbye M. (2012): Outcome of Mentalization-Based and Supportive Psychotherapy in Patients with Borderline Personality Disorder: A Randomized Trial. Acta Psychiatrica Scandinavica, 1–13

Karterud, S. (2012): Group Therapy Techniques. In: Bateman A., Fonagy P. (Hrsg.): Handbook of Mentalizing in Mental Health Practice. American Psychiatric Publishing, Washington, London, 81–105

Kernberg, O.F. (1975): Borderline Conditions and Pathological Narcissism. Jason Aronsson, New York

Kohut, H. (1971): The Analysis of the Self. A Systematic Approach to the Psychoanalytic Treatment of Narcissistic Personality Disorders. International Universities Press, New York

Konermann, J., v. Hammerstein, A., Zaudig, M., Tritt, K. (2006): Prävalenz und Komorbidität von Persönlichkeitsstörungen in psychosomatischen/psychotherapeutischen Kliniken. Persönlichkeitsstörungen 10(1), 3—17

Krueger, R.F., Derringer, J., Markon, K. E., Watson, D., Skodol, A.E. (2012): Initial Construction of a Maladaptive Personality Trait Model and Inventory for DSM-5. Psychological Medicine 42(9), 1879–1890

Lane, R.D., Quinlan, D.M., Schwartz, G.E., Walker, P.A., Zeitlin, S.B. (1990): The Levels of Emotional Awareness Scale: A Cognitive-Developmental Measure of Emotion. Journal of Personality Assessment 55(1-2), 124–134

Leichsenring, F. (1999): Development and First Results of the Borderline Personality Inventory: A Self-Report Instrument for Assessing Borderline Personality Organization. Journal of Personality Assessment 73(1), 45–63

Leichsenring, F., Leibing, E., Kruse, J., New, A.S., Leweke, F. (2011): Borderline Personality Disorder. Lancet 377, 74–84

Leichsenring, F., Leibing E. (2003): The Effectiveness of Psychodynamic Therapy and Cognitive Behavior Therapy in the Treatment of Personality Disorders: A Meta-Analysis. American Journal of Psychiatry 160, 1223–1232

Lemma, A., Target, M., Fonagy, P. (2011): The Development of a Brief Psychodynamic Intervention (Dynamic Interpersonal Therapy) and its Application to Depression: A Pilot Study. Psychiatry 74, 41–48

Lieb, K., Völlm, B., Rücker, G., Timmer, A., Stoffers, J.M. (2010): Pharmacotherapy for Borderline Personality Disorder: Cochrane Systematic Review of Randomised Trials. British Journal of Psychiatry 196, 4–12

Lieb, K., Zanarini, M.C., Schmahl, C., Linehan, M.M., Bohus, M. (2004): Borderline Personality Disorder. The Lancet 364, 453–461

Lindner, W.V. (2005): Das Göttinger Modell der Anwendung der Psychoanalyse in Gruppen: Geschichte, Theorie, therapeutische Konzepte und Anwendung im sozialen Feld. Gruppenpsychotherapie und Gruppendynamik 41, 99–129

Linehan, M.M. (1993a). Cognitive-Behavioural Treatment of Borderline Personality Disorder. Guilford Press, New York

Linehan, M.M. (1993b). The Skills Training Manual for Treating Borderline Personality Disorder. Guilford Press, New York

Loranger, A.W., Sartorius, N., Andreoli, A., Berger, P., Buchheim, P., Channabasavanna, S.M., Coid, B., Dahl, A., Diekstra, R.F., Ferguson, B, Jacobsberg, L.B., Mombour, W., Pull, C., Ono, Y, Regier, D.A. (1994): The International Personality Disorder Examination. The World Health Organization/Alcohol, Drug Abuse, and Mental Health Administration International Pilot Study of Personality Disorders. Archives of General Psychiatry. 51(3): 215–24

Luyten, P., Blatt, S.J. (2012): Psychodynamic Treatment of Depression. Psychiatric Clinics of North America 35, 111–129

Main, M., Goldwyn, R. (1996) Adult Attachment Classification and Rating System. Unpublished Materials. University of California, Department of Psychology, Berkeley

McMain, S.F., Links, P.S., Gnam, W.H., Guimond, T., Cardish, R.J., Korman, L., Streiner, D.L. (2009): A Randomized Trial of Dialectical Behavior Therapy Versus General Psychiatric Management for Borderline Personality Disorder. American Journal of Psychiatry 166, 1365–1374

Moran, P., Stewart, R., Brugha, T., Bebbington, P., Bhugra, D., Jenkins, R., Coid, J.W. (2007): Personality Disorder and Cardiovascular Disease: Results from a National Household Survey. Journal of Clinical Psychiatry 68(1), 69–74

Murgaroyd, C., Patchev, A.V., Wu, Y., Micale, V., Bockmühl, Y., Fischer, D., Holsboer, F., Wotjak, C.T., Almeida, O.F., Spengler, D. (2009): Dynamic DNA Methylation Programs Persistent Adverse Effects of Early-Life Stress. Nature Neuroscience 12, 1559

NICE-Guidelines Borderline Personality Disorder (2009): Treatment and Management. In: http://www.nice.org.uk/guidance/CG78, 12.12.2014

Nolte, T., Hudac, C., Mayes, L.C., Fonagy, P., Blatt, S.J., Pelphrey, K. (2010): The Effect of Attachment-Related Stress on the Capacity to Mentalize: An Fmri Investigation of the Biobehavioral Switch Model. Journal of the American Psychoanalytic Association 58, 566–573

Philips, B., Kahn, U., Bateman, A.W. (2012): Drug Addiction. In: Bateman A.W., Fonagy P. (Hrsg.): Handbook of Mentalizing in Mental Health Practice. American Psychiatric Publishing, Washington, 445–461

Radtke, K.M., Ruf, M., Gunter, H.M., Dohrmann, K., Schauer, M., Meyer, A., Elbert, T. (2011): Transgenerational Impact of Intimate Partner Violence on Methylation in the Promoter of the Glucocorticoid Receptor. Translational Psychiatry (1), e21

Reddemann, L. (2009): Gruppentherapie in der Traumabehandlung – die Gruppe als Ressource nutzen. In: Mattke, D., Reddemann, L., Strauß, B.: Keine Angst vor Gruppen. Klett-Cotta, Stuttgart

Roussow, T.I., Fonagy, P. (2012): Mentalization-Based Treatment for Self-Harm in Adolescents: A Randomized Controlled Trial. J American Academic Child Adolescent Psychiatry 12, 1304–1313

Roth, A., Fonagy P., Parry G. (2005): What Works for Whom? Second Edition: A Critical Review of Psychotherapy Research. Guilford Press, New York

Rudolf, G. (2004): Strukturbezogene Psychotherapie. Leitfaden zur psychodynamischen Therapie struktureller Störungen. Schattauer, Stuttgart

Sachs, G., Felsberger H. (2013): Mentalisierungsbasierte Psychotherapie bei schizophrenen Psychosen. Psychotherapeut 58(4), 339–343

Sachsse, U. (2007): Zur Versorgung von Borderlinepatienten in der Allgemeinpsychiatrie. Persönlichkeitsstörungen 11, 169–174

Sachsse, U. (2004): Traumazentrierte Psychotherapie. Schattauer, Stuttgart, New York

Sachsse, U. (1994): Selbstverletzendes Verhalten. Psychodynamik-Psychotherapie. Vandenhoeck und Ruprecht, Göttingen

Schultz-Venrath, U. (2013): Lehrbuch Mentalisieren. Psychotherapien wirksam gestalten. Klett-Cotta, Stuttgart

Schultz-Venrath, U. (2011): Das Gehirn in der Gruppe oder die Gruppe im Gehirn – zur Neurobiologie des Mentalisierens in Gruppenpsychotherapien. Gruppenpsychotherapie und Gruppendynamik 47, 111–140

Schultz-Venrath, U. (2008): Mentalisierungsgestützte Gruppenpsychotherapie. Zur Veränderung therapeutischer Interventionsstile. Gruppenpsychotherapie und Gruppendynamik 44, 135–149

Schultz-Venrath, U., Felsberger, H. (2016): Mentalisieren in Gruppen. Klett-Cotta, Stuttgart

Shamay-Tsoory, S.G., Aharon-Peretz, J. (2007): Dissociable Prefrontal Networks for Cognitive and Affective Theory of Mind: A Lesion Study. Neuropsychologia 13, 3054–3067

Sharp, C., Fonagy, P., Allen, J. (2012): Posttraumatic Stress Disorder: A Social-Cognitive Perspective. Clinical Psychology: Science and Practice

Skarderud, F. (2007): Eating One's Words, Part 3: Mentalization Based Psychotherapy for Anorexia Nervosa, an Outline for Treatment and a Training Manual. European Eating Disorders Review 15, 323–339

Skarderud, F., Fonagy, P. (2012): Eating Disorders. In: Bateman A., Fonagy, P. (Hrsg.): Handbook of Mentalizing in Mental Health Practice. American Psychiatric Publishing, Washington, London, 347–383

Soeteman, D., Timman, R., Trijsburg, W., Verheul, R., Busschbach, J. (2008a): The Economic Burden of Personality Disorders in Mental Health Care. Journal of Clinical Psychiatry 69, 259–265

Soeteman, D., Verheul, R., van Busschbach, J. (2008b): Een prijzige stoornis. Medisch Contact 63(4), 160–163

Spaans, J.A., Veselka, L., Luyten, P., Bühring, M.E.F. (2009): Lichamelijke aspecten van mentalisatie; therapeutische focus bij ernstige onverklaarde lichamelijke klachten. Tijdschrift voor psychiatrie 51(4), 239–248

Staats H., Bolm T., Dally A. (2013): Variabilität mit Konzept – Gruppenanalyse und Gruppenpsychotherapie im „Göttinger Modell". Gruppenpsychotherapie und Gruppendynamik 49, 172–185

Staats H., Dally A., Bolm T. (Hrsg.) (2014): Gruppenpsychotherapie und Gruppenanalyse. Ein Lehr- und Lernbuch für Klinik und Praxis. Vandenhoeck und Ruprecht, Göttingen

Staun, L. (2017): Mentalisieren bei Depressionen. Klett-Cotta: Stuttgart

Stern, B.L., Clarkin, J., Caligor, E., Kernberg, O.F. (2005): The Structured Interview of Personality Organization. In Strauss, B., Schumacher, J. (Hrsg.): Klinische Interviews und Ratingskalen. Hogrefe, Göttingen

Stoffers, J.M., Völlm, B.A., Rücker, G., Timmer, A., Huband, N., Lieb, K. (2012): Psychological Therapies for People with Borderline Personality Disorder. Cochrane Developmental, Psychosocial and Learning Problems Group

Strauß, B. (2012): Die Gruppe als sichere Basis. Bindungstheoretische Überlegungen zur Gruppenpsychotherapie. In: Strauß B., Mattke D. (Hrsg.). Gruppenpsychotherapie. Lehrbuch für die Praxis. Springer, Berlin, Heidelberg, 85–98

Streeck, U., Bolm, T. (2014): Unter anderen sein – in Gruppen sein. In: Staats, H, Dally, A, Bolm, T (Hrsg.) (2014b): Gruppenpsychotherapie und Gruppenanalyse. Ein Lehr- und Lernbuch für Klinik und Praxis. Vandenhoeck und Ruprecht, Göttingen, 59–64

Streeck, U., Leichsenring, F. (2009): Handbuch psychoanalytisch-interaktionelle Therapie. Vandenhoeck und Ruprecht, Göttingen

Subic-Wrana, C., Thomas, W., Huber, M., Köhle, K. (2001): Levels of Emotional Awareness Scale (LEAS): Die deutsche Version eines neuen Alexithymietests. Psychotherapeut 46, 176–181

Taubner, S., Hörz, S., Fischer-Kern, M., Doering, S., Buchheim, A. (2013): Internal Structure of the Reflective Functioning Scale. Psychological Assessment 25(1), 127

Taubner, S., Kessler, H., Buchheim, A., Kächele, H., Staun, L. (2011): The Role of Mentalization in the Psychoanalytic Treatment of Chronic Depression. Psychiatry: Interpersonal and Biological Processes 74(1), 49—57

Torgersen, S., Lygren, S., Oien, P.A., Skre, I., Onstad, S., Edvardsen, J., Tambs, K., Kringlen, E. (2000): A Twin Study of Personality Disorders. Comprehensive Psychiatry 41(6), 416–425

Tress, W., Wöller, W., Hartkamp, N., Langenbach, M., Ott, J. (2002): Persönlichkeitsstörungen. Leitlinie und Quellentext. Schattauer, Stuttgart, New York

Twemlow, S.W., Fonagy, P. (2006): Transforming Violent Social Systems Into Non-Violent Mentalizing Systems: An Experiment in Schools. In: Allen, P., Fonagy, P. (Hrsg.): Handbook of Mentalization-Based Treatment. Wiley, Chichester, 289–306

Verheugt-Pleiter, A.J.E., Zevalking, J., Schmeets, M.G.J. (Hrsg.) (2008): Mentalizing in Child Therapy. Guidelines for Clinical Practioneers. Carnac books, London

Vermote, R. (2005): Touching Inner Change: Psychoanalytically Informed Hospitaization-Based Treatment of Personality Disorders. A Process-Outcome Study. Promotionsschrift, Katholische Universität Leuven, Belgien

Weltgesundheitsorganisation WHO (1991): The ICD-10 Classification of Mental and Behavioural Disorders: Clinical Descriptions and Diagnostic Guidelines (dt. Fassung: Dilling, H (Hrsg.) (2011): Internationale Klassifikation psychischer Störungen. ICD-10, Kapitel V (F). 5. Aufl. Huber, Bern, Göttingen, Toronto

Winnicott, D.W.(1983): Von der Kinderheilkunde zur Psychoanalyse. Fischer, Frankfurt am Main

Winnicott, D.W. (1971): Playing and Reality. Routledge, London (dt. Übers.: (1973): Vom Spiel zur Kreativität. Klett-Cotta, Stuttgart)

Wöller, W. (2006): Trauma und Persönlichkeitsstörung. Psychodynamisch-integrative Therapie. Schattauer, Stuttgart, New York

Zanarini, M. (2003): Zanarini Rating Scale for Borderline Personality Disorder (ZAN-BPD): A Continuous Measure of DSM-IV Borderline Psychopathology. Journal of Personality Disorders 17, 233–242

Zanarini, M.C., Frankenburg, F.R., Reich D.B., Fitzmaurice G. (2012): Attainment and Stability of Sustained Symptomatic Remission and Recovery Among Patients with Borderline Personality Disorder and Axis II Comparison Subjects: A 16-Year Prospective Follow-Up Study. American Journal of Psychiatry 169, 476–483

Zanarini, M.C., Gunderson, J.G., Frankenburg, F.R., Chauncey, D.L. (1989): The revised Diagnostic Interview for Borderliners: Discriminating Boderline Personality Disorders From Other Axis II Disorders. Journal of Personality Disorders, 3, 10–18

Zanarini, M.C., Gunderson, J.G., Frankenburg, F.R., Chauncey, D.L. (1990): Discriminating Borderline Personality Disorder from Other Axis II Disorders. American Journal of Psychiatry 147, 161–167

Register